Martina Naubert

Kleine Feigheiten

Kurzgeschichten zum
Nachdenken und Nachspüren

Über das Buch

Wie würde unser Leben verlaufen, wenn es die kleinen Feigheiten nicht gäbe? Diese Momente, in denen wir davor zurückschrecken zu tun, was richtig ist. Oder wir eine neue Erfahrung zulassen könnten, die uns weiterbringen würde? Wenn wir uns nicht aus einem Impuls heraus ab*schirmen* würden? Wenn wir immer und in jeder Lage überlegt und bewusst handeln könnten? Nicht aus abgewogenem Risiko, sondern aus dem schlichten Grund, den Mut aufbringen zu können, um aus der eigenen Komfortzone zu treten.

Dieses Buch ist eine Aneinanderreihung von Kurzgeschichten in den späten siebziger Jahren, zum Nachdenken und in sich gehen, über Personen, die unterschiedlicher nicht sein könnten und doch vieles gemeinsam haben.

Über die Autorin

Martina Naubert hat sich in dem Land niedergelassen, welches der Deutschen liebstes Reiseziel ist: Italien. Sie wurde 1960 in Kanada geboren, wuchs in Neumarkt i.d. Opf. auf, ist viel gereist und siedelte schließlich im Jahre 2007 nach Bologna über. Ihre Ausbildung in Transaktionsanalyse beeinflusst ihre Arbeit maßgeblich. Fantasie und Spielerisches sind dabei Kernthemen ihrer Bücher, in denen trotz tieferem Sinn Unterhaltung nie zu kurz kommt. Sie arbeitet heute als Beraterin für Personalentwicklung und Autorin.

Martina Naubert

Kleine

Feigheiten

Kurzgeschichten zum
Nachdenken und Nachspüren

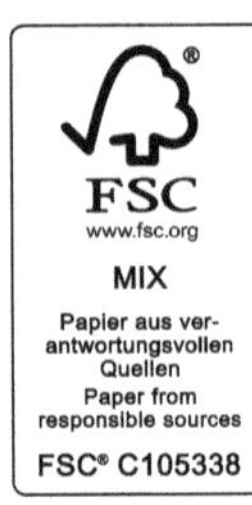

Herstellung und Verlag: BoD – Books on Demand, Norderstedt

ISBN: 9783751972895

„Ich liebe diese Art Feigheit gegen die eigene Tat nicht;
man soll sich selbst nicht im Stich lassen,
unter der Drohung unerwarteter Bedrängnis."
Friedrich Nietzsche (1844 – 1900)

Es gab eine Zeit vor dem Internet, doch nach dem Einzug des Farbfernsehens. Der Krieg war lange vorbei, aber seine Nachwirkungen waren immer noch verschleiert präsent.

Die Menschen hatten sich daran gewöhnt, dass eine Besatzungsmacht, die man Freunde nannte und mit der man ein gutes Verhältnis pflegte, zweimal jährlich mit ihren Panzern auf dem Weg in ein Manöver die Straßen der Stadt umpflügten.

Eine Reise nach Übersee leisteten sich nur Wenige, es war etwas Besonderes. In die Ferien fuhr man in brütend heißen Autos nach Italien oder Frankreich, nicht schneller als hundertdreißig, die ersten jungen Rucksacktouristen nach Griechenland, weil das im Vergleich billiger war. Urlauber hatten Wechselkurse im Kopf und Pässe im Handschuhfach.

Die, die sich keinen Urlaub leisten konnten, weil die fetten Jahre des Wirtschaftswunders Deutschland abklangen, erste Arbeitslosenzahlen das Fürchten lehrten, weil die geburtenstarken Jahrgänge auf den Arbeits-, Studienplatz,- und Wohnungsmarkt drängten, blieben zu Hause und vergnügten sich im öffentlichen Schwimmbad oder an einem See. Es war die Mehrheit und noch keine Schande.

Es war die Zeit der Sozialdemokraten, die das Alter der Volljährigkeit auf achtzehn herabsetzten und damit die Wahl gewannen. Die Generation der gewalttätigen Aufständischen saß in Hochsicherheitsgefängnissen, und starke Stimmen für Umwelt und gegen Atomkraft wurden laut.

Ein Wimpernschlag auf der Schiene der Jahrzehnte.

Dies war auch Susannes Zeit der Zukunft.

Wenn ein Mädchen Glück hatte, wie Susanne, kam es aus wohlhabender Familie und hatte Eltern, die es für vernünftig hielten, dass auch Frauen studierten. Viele fanden sich aber noch Vätern und Müttern gegenüber, die das für eine unsinnige Investition hielten. Für diese Mädchen war das neue Berufsausbildungsförderungsgesetz ein Segen, weil es ihnen ermöglichte, auch gegen den Willen ihrer Erzeuger zu studieren. Sofern sie den nicht anerzogenen Mut dazu aufbringen konnten.

Damals war ein Regenschirm noch keine billige Massenware aus China, sondern ein Qualitätsprodukt, für das man einen guten Teil des knappen monatlichen Studentenbudgets ausgeben musste.

Von diesem kargen Budget hatte Susanne das Geld für den Schirm abgeknapst. Es war ein leuchtend roter Schirm mit einer aufgedruckten weißen Rose an einer Stelle und einem ebenfalls weißen Schriftzug. Der Schirm stach aus der Masse der dunklen Artgenossen sofort heraus, elegant mit gerundetem, ausgefallen, schwarz-rot gestreiftem Lackgriff den man auch als Spazierstock hätte verwenden können. Es war ein einzigartiges Design. Die Verkäuferin erklärte ihr, dass der Schirm der Entwurf eines Künstlers war - sie wies auf den Schriftzug hin - und nur in sehr geringer Stückzahl auf dem Markt sei. In ihrer Stadt gab es nur diesen einen. Die neueren und modernen Modelle waren zwar die, die man zusammenfalten und -schieben konnte, in eine Tasche stecken. Aber Susanne mochte die traditionelle Form lieber.

Der Regenschirm spannte sich weit auf, schützte auch vor stürmischem Wetter gut, aber vor allen Dingen konnte man ihn frech in der Hand drehen wie ein Kaleidoskop. In einer Fernsehsendung hatte das eine Schlagersängerin so gemacht. Susanne hatte das unglaublich sexy und keck gefunden.

Ein roter Schirm war für sie so ziemlich das Gewagteste, das sie sich je geleistet hatte. Normalerweise zog sie es vor, so unauffällig wie möglich zu bleiben. Doch dieser rote Schirm hatte es ihr angetan. So uneingeschränkt und locker, wie diese Sängerin mit ihrem Schirm damals gespielt hatte, so frei wollte sie sein! Doch es gelang ihr selten und so wurde dieser Kauf zu einer eher symbolischen Handlung ihrer Hoffnung.

Als eine von drei weiblichen Exoten in einem naturwissenschaftlichen Studiengang zog sie es vor, sich unauffällig zu kleiden. Ihr Geschlecht war dort schon auffällig genug.

Ständig hatte sie damit zu kämpfen, sich auf die Lerninhalte zu konzentrieren, weil irgendein Kommilitone sich animiert fühlte, sie flapsig, betont lässig oder auch unbeholfen anzusprechen. Im Hörsaal war sie kaum unbeobachtet. Wenn nicht einer von ihnen sie im Visier hatte, war es der Dozent selbst.

Immer wieder wanderten die Blicke der Männer zu ihr, hafteten sich an ihre Bewegungen und legten jede ihrer Antworten auf die Goldwaage. Fehler wogen schwerer als bei ihren männlichen Kommilitonen, denn sie riefen Reaktionen hervor wie ein mitleidiges Lächeln oder eine bedauernde Bemerkung. Manchmal kam es dann auch zu übertriebener Hilfsbereitschaft, die nicht viel besser war.

Dabei kleidete sie sich schon wie sie: verwaschene, hautenge Jeans, mühsam an den Seiten eingenäht und kaum über die Hüften zu ziehen, wenn sie frisch gewaschen waren, T-Shirt oder selbstgestrickte Pullover unter einem schmutziggrünen Parka, der aussah, als wäre er aus dem Restbestand der Tarnkleidung einer Armee. Sie schminkte sich selten, trug sowieso kaum Schmuck und ihr langes Haar immer schlicht zusammengebunden zu einem Pferdeschwanz.

Aber es nützte nichts: Sie hatte ein zu hübsches Gesicht, als dass die Männer um sie herum das übersehen konnten. Ihre Züge waren das, was man als ausgesprochen schön bezeichnete. Aufdringliche Augen folgten ihr, wohin auch immer sie sich bewegte. Nie konnte sie allein in der Anonymität einfach Mensch unter Menschen sein. Schönheit macht einsam, hatte sie einmal gelesen und sich in diesem einfachen Satz unermesslich verstanden gefühlt.

Denn was die Menschen um sie herum nie gedacht hätten, war tatsächlich der Fall: Sie war einsam. Zurückgezogen ganz in sich selbst, um sich vor dem allgegenwärtigen Gefühl, ein Objekt der Betrachtung zu sein, zu schützen.

Natürlich hatte auch sie Erfahrungen mit Männern gemacht, wie es die junge Frauenwelt dieser Zeit beinahe für eine Pflicht hielt. Unerfahren in eine Ehe zu gehen betrachteten nur noch Ausnahmen oder die ältere Generation als erstrebenswert.

In ihrer ersten Verliebtheit als Dreizehnjährige hatte sie einen geradezu hässlichen Schulkameraden zum Freund erwählt. Als hässlich hatte ihn allerdings nur ihr Klassenlehrer bezeichnet. Sie hatte ihn ausgesprochen süß gefunden, mit seinem von Sommersprossen übersähtem frechen Gesicht. Der Pädagoge hatte sich wenig pädagogisch vor der ganzen Klasse darüber ausgelassen, dass es immer die hübschesten Mädchen seien, die sich für die dümmsten und grobschlächtigsten Kerle interessierten. Zwar hatte der Lehrer die spontanen Mutmaßungen ihrer Mitschüler über Namen massiv unterdrückt, trotzdem hatte jeder verstanden, wer gemeint gewesen war. Diese öffentliche Demütigung hatte das zarte Erwachen ihrer Liebe im Keim erstickt. Sie hatten sich zum Trotz noch zwei- oder dreimal getroffen, schüchtern die Hand gehalten und sogar einen unbeholfenen Kuss gewagt. Aber die Macht der Augen der anderen war stärker gewesen. Dagegen hatten sich weder sie noch der Klassenkamerad auf Dauer zur Wehr setzen gekonnt.

Es hatte zwei Jahre gedauert, bis sie ein zweites Mal gewagt hatte, sich zu verlieben. Diesmal in einen um acht Jahre älteren amerikanischen Soldaten (einer jener, die die Straßen umpflügten), den sie an einem Sommertag im Schwimmbad kennengelernt hatte. Die Liaison hatte sie wohlweislich vor ihren Eltern geheim gehalten. Er war der Erste gewesen, der sie zu Sex hatte verführen wollen, aber dafür war sie noch nicht bereit gewesen und so war es bei harmlosen Berührungen geblieben. Das ungleiche Paar war bald aufgefallen. Bekannte ihrer Mutter hatten sie Hand in Hand mit dem Mann laufen sehen. Daraufhin hatte ihr Vater den Militärvorgesetzen des Amerikaners über die gesetzeswidrige Beziehung zu einer Minderjährigen informiert und der Mann war binnen weniger Tage zurück in Amerika, irgendwo in die Wüste Arizonas verbannt worden.

Danach hatte Susanne es vorgezogen bis zur Volljährigkeit zu warten, um überhaupt wieder ein männliches Wesen anzusehen. Der erste, der ihr nach ihrem großen Geburtstag den Hof gemacht hatte, hatte also offene Türen eingerannt. Der Drang nach Freiheit war im Vordergrund gestanden und wählerisch zu sein war als eine entbehrliche Einschränkung erschienen.

Ihr erstes Mal war zu diesem Zeitpunkt also mittlerweile heiß ersehnt, durch mystische Reden der Freundinnen und der alleinherrschenden Jugendzeitschrift der Epoche jahrelang hochstilisiert zu einem besonderen Muss. Ihre Enttäuschung danach hätte nicht größer sein können: Es war schmerzhaft und wenig erfreulich gewesen. Die geringe Erfahrung ihres Freundes hatte dazu sein Übriges getan.

Das Ereignis musste jedoch etwas in ihr Gesicht gemalt haben, denn von da an hatten sie die Augen der Männer geradezu in aufdringlicher Weise verfolgt. Sie hatte sich also für eine Weile in die Beziehung mit ihrem Freund geflüchtet, gleichwohl sie wenig tiefe Gefühle für ihn gehegt hatte. Dies bis zu dem Beginn ihres Studiums in einer anderen Stadt, das dann auch diese Phase beendet hatte.

Danach hatte sich Susanne ausschließlich auf das Lernen konzentriert. Seit sie das Vorexamen erfolgreich bestanden hatte, breitete sich die Einsamkeit hemmungslos aus. Es kam ihr wieder in den Sinn, dass sie im Grunde alleine war, und sie sehnte sich nach einem Menschen an ihrer Seite.

Dieser Wunsch, der Einsamkeit zu entfliehen, wurde so mächtig, dass sie morgens begann, akribisch Bekanntschaftsanzeigen zu studieren und deswegen sogar immer öfter Vorlesungen zu schwänzen. Lange Stunden am Frühstückstisch, mit Kaffee und Zeitung und Zigaretten wurden zur Gewohnheit.

Sie las alles, was das Gedruckte hergab, ohne Rücksicht auf Inhalt oder Interessensfelder. Jeden Tag verbrachte sie die Dauer einer großen Tasse Kaffee damit, die Anzeigen, die damals übliche Kontaktplattform für einsame Herzen, genau zu studieren. Es belustigte sie, die bis zur Unkenntlichkeit abgekürzten Beschreibungen und Sehnsüchte zu enträtseln. Jeder Buchstabe kostete bares Geld. Die Sprache der Anzeigen hatte sich deshalb im Verlauf der Zeit zu einer geheimen entwickelt. Nur Insider verstanden auf Anhieb, was gemeint war. Es machte ihr Spaß, das zu entschlüsseln.

Schon dieses morgendliche Ritual vermittelte ihr das Gefühl von Gesellschaft und es ließ sie eine Art Glück finden. Sie tröstete sich damit, es nicht nötig zu haben, zu solchen Mitteln greifen zu müssen. Sie konnte jederzeit hinaustreten in die Welt, wenn sie nur wollte. Sie würde Scharen von Männern zu Füssen liegen haben, aus deren Mitte sie frei wählen konnte, wenn sie nur wollte.

Wenn sie nur wollte.

So in sich hineinlächelnd blätterte sie eines morgens die erste Seite der Anzeigen um und ihr Blick fiel auf eine kleine, unscheinbare Annonce in der oberen linken Ecke. Sie war so kurz, dass man sie sehr leicht hätte übersehen können. Doch die Worte stachen ihr ins Auge wie das Banner auf einer der Demos, die in diesen Tagen gegen die Wiederaufbereitungsanlage von Atommüll liefen: *Wenn du einen roten Schirm besitzt, dann bist du die Richtige. Melde Dich!*

Was für eine seltsame Anzeige, dachte sie zunächst. Doch schon ihr nächster Gedanke ließ ihr Herz schneller schlagen. Ob sie damit gemeint war?

Sie hatte den Schirm in letzter Zeit öfters benutzt. Vielleicht hatte *er* sie gesehen? Wann und wo konnte das gewesen sein?

Sie legte die Zeitung beiseite, ging ins Bad und kleidete sich an. Dann ging sie zu einer Vorlesung in die Universität.

Als sie später am Tag zurückkam, las sie die Zeilen noch einmal. Sie schüttelte den Kopf, wie um sich zu bestätigten, dass der Mann dahinter entweder einem seltenen Fetisch erlegen war, oder ein Träumer sein musste. So legte sie die Zeitung auf den Stapel der anderen alten Zeitungen.

Doch die Zeilen kreisten in ihrem Kopf, sogar nachts. Sie legten sich wie ein Lorbeerkranz um ihr Haupt, hafteten an jedem anderen Gedanken oder glitten wie Sternschnuppen über ein Blatt, auf dem sie gerade arbeitete. Sie schmeichelten ihr, wollten ihr einreden, dass sie nur für sie gedruckt worden waren: *Susanne, du hast einen roten Schirm, du bist die Richtige!*

Sie unterbrach ihr Ritual des Müßiggangs, stand wieder zeitig auf, um rechtzeitig zur Vorlesung zu erscheinen. Sie vermied es, eine Zeitung aufzuschlagen. Warum, wusste sie nicht. Vielleicht fürchtete sie, dass sie das Datum daran erinnern könnte, dass die Zeit verging, dass die Anzeige inzwischen andere Zuschriften erhalten hatte und ihre Antwort noch immer fehlte. Sofern sie sich dazu durchringen wollte, zu antworten.

Sofern sie das wollte.

Schließlich tat sie es. Und zwar in beinahe demselben Wortlaut wie der der Anzeige: *Ich besitze einen roten Schirm. Ergo: Ich bin die Richtige.*

Wenn der Kerl Humor besaß, dann würde er ihr antworten. Vielleicht hatte auch er die Werbung gesehen und die Geste mit dem Schirm so keck gefunden wie sie? Möglicherweise war das sogar der Grund für diese merkwürdige Formulierung?

Es vergingen Tage, in denen sie sich Erwägungen dieser Art hingab. Stundenlang sinnierte sie über die Bedeutung dieser Worte. Egal, wie sie es drehte und wendete: Es ergab immer eine hübsche Variante, eine, die durchaus Positives in Aussicht stellte. Der Mann teilte ihre Vorliebe für rote Schirme und das war doch ein hinreißender Anfang.

Jetzt wusste sie auch endlich, was sie wie magisch zu dem Schirm, der doch so gar nicht zu ihr passte, hingezogen hatte. Es hatte so ein Zeichen in ihrem Leben gebraucht, ein Zeichen, dass genau dieser Mann gesehen hatte! So musste es sein.

Mit geradezu erfrischter Energie sprang sie jetzt morgens aus dem Bett, hüpfte mit dem Übermut eines jungen Rehkitzes singend ins Bad und kam früher als alle anderen in den Hörsaal. Die üblichen Blicke der Männer prallten an ihr ab als hätte sie eine Tarnkappe übergestreift. Sie meldete sich mit klarer Stimme, richtete ohne die üblichen Hemmung Fragen an den Professor und lächelte sogar dem einen oder anderen ihrer Studentenkollegen in den Nachbarbänken zu. Sie fühlte sich beschützt, alleine durch die Tatsache, dass sie entschieden hatte, diesen Mann zu kontaktieren.

Dann kam tatsächlich eine Antwort, in Form eines Kuverts, das in ihrem Briefkasten lag. Es war ein roter Briefumschlag, gar nicht männlich, aber passend für diese Kontaktaufnahme. Sie zog die Visitenkarte eines Cafés im Zentrum der Stadt heraus. Auf der Rückseite stand neben der Angabe einer Uhrzeit

in gleichmäßiger Handschrift: *‚Ich freue mich, Sie kennenzu-
lernen. Ich werde Sie am Schirm erkennen.‘*

Mit einem Lächeln ließ sie die Hand sinken und betrachtete sich im Spiegel an der Wand. Er wollte sie kennenlernen.
Er wollte die Frau kennenlernen, die seine Zeilen verstanden
hatte!

Alleine diese Tatsache ließ ihn abermals um Quanten-
sprünge auf ihrer Attraktivitätsskala hinaufschnellen. Darüber hinaus behagte ihr die Anonymität seiner Vorgehens-
weise sehr.

Innerhalb weniger Atemzüge nahm der Unbekannte die
konkreten Formen ihrer Wunschvorstellung an: Ein Typ um
wenige Jahre älter, mit dem Ausdruck sprühenden Esprits in
den Augen und einer vibrierenden Stimme, die alle Saiten in
ihrem Körper erklingen lassen würde. Gutaussehend, wie sie.
Vielleicht etwas größer. Und gebildet, anstatt eingebildet.
Schöne Menschen sind oft Letzteres. Er aber nicht.

Die wenigen Tage bis zum Datum der Verabredung sprühte
sie geradezu vor Energie. Sie sagte sich selbst wiederholt,
dass sie nichts über ihn wusste, dass dieses Bild in ihrem Kopf
rechtfertigen würde, und dass sie wohlmöglich sogar sehr
enttäuscht sein könnte. Doch ihrem Verstand gelang es nicht,
der Fantasie Grenzen zu setzen. Je mehr sie es versuchte,
umso vehementer nahm das schöne Phantombild Gestalt an.

Der Tag der Verabredung nahte.
Schon am Vorabend hatte sie das Kleid, das sie tragen
wollte, herausgehängt. Sie hatte es noch nie angehabt. Es war
ein schlichtes, enganliegendes Modell, das die Weiblichkeit
der Trägerin betonte. Sie hatte es aus einem Schaufenster
heraus gekauft, ohne es anprobiert zu haben. An anderen
Frauen gefielen ihr solche Kleider, ja sie beneidete diese
Frauen sogar darum. Doch letztendlich war dieser Impulskauf

zum Mahnmal in ihrem Kleiderschrank geworden, eine ständige Erinnerung daran, dass sich kein Anlass finden wollte, es zu tragen. Ein paar Mal hatte sie es versucht, doch das Gefühl der Bedrohung nicht ertragen, das sie bereits beim Blick in den Spiegel überfallen hatte. Das Kleid forderte die Aufmerksamkeit der Männer geradezu heraus und die war ihr in der Regel sowieso schon zu viel. Doch für dieses Treffen, für diesen einen Mann, war es genau das richtige.

Sie nahm nicht den Bus. Bewegung würde ihr guttun, ihr natürliche Farbe ins Gesicht malen. Sie trug ihr Haar offen und legte nur wenig Lippenstift auf.

Erhobenen Hauptes schritt sie die Straße hinunter, bog in einen kleinen Pfad durch einen Park. Es war der längere, aber ruhigere Weg. Zwei ältere Männer auf einer Parkbank pfiffen durch die Zähne, sahen ihr ungeniert hinterher als sie vorüberging. Sie fühlte ihre stierenden Augen auf ihrem Po, der sich rundlich in das Kleid abzeichnete.

Es war ein sonniger Tag, weshalb sie den roten Schirm wie einen Wanderstock geschlossen trug, ihn nach jedem zweiten Schritt auf dem Pflaster mit einem klickenden Geräusch abstieß. Es war ein unpassender Gang, eher der eines forschen Wanderers, nicht ein dem Kleid und den Schuhen entsprechender. Vielleicht war es auch deshalb, warum die beiden Männer ihr so lange hinterherschauten?

Sie hakte den Schirm in ihren Ellenbogen und versuchte sich in kleineren Schritten. Sie war es nicht gewohnt in hochhackigen Pumps zu laufen. Bereits jetzt fühlte sie einen unangenehmen Druck auf den Fußballen. Ihre Zehen waren gequetscht wie die der neidvollen Schwester Aschenputtels beim ersten Besuch des Prinzen. Und wie das Märchen deutlich zeigt, war deren Qual wenig zielführend gewesen. Sie bereute schon, nicht den Bus genommen zu haben.

Das unangenehme Körpergefühl begann sie einzuschnüren, als hätte sie ein steifes Korsett angelegt. Es erstickte die positive Stimmung, in der sie aufgebrochen war. Sie hätte ruhig und elegant auf einem Platz im Bus sitzen können! Sie hätte sich nicht ihrer auf einmal empfundenen Unfähigkeit aussetzen müssen, das Kleid nicht angemessen tragen zu können, weil sie keine Übung darin hatte. Sie hätte es überhaupt vermeiden können, und stattdessen lieber in Jeans und T-Shirt zu der Verabredung gehen sollen!

Jeder weitere Gedanke dieser Art zog sie wie ein Sog in einen Strudel des Bedauerns, alles falsch angegangen zu sein. Aber nun war es zu spät, um umzukehren und sich nochmals umzuziehen. Sie musste versuchen, das Beste daraus zu machen. Auf keinen Fall wollte sie diese Chance auf den Traummann vermasseln, nur weil sie sich falsch gekleidet hatte.

Sie war zeitig unterwegs. Sie konnte vor ihm im Café sein und sich bereits an einen Tisch setzen. Auf diese Weise würde *er ihre* Zone betreten und sie war emotional im Vorteil. Der Gedanke wirkte beruhigend.

Sie beschleunigte den Schritt, unbeachtet der Stiche, die sich im rechten Fußballen bemerkbar machten. Die Schuhe waren definitiv zu klein, oder zu neu, oder beides. Pumps dieser Art erforderten also eine Größe mehr als ihre gewohnte. Wie hätte sie das wissen sollen?

Sie begann zu schwitzen. Der Stoff des Kleides war nicht für sportliche Betätigung gemacht, nicht einmal für einen Spaziergang. Was würde er von ihr denken, wenn sie sich atemlos, verschwitzt und mit geschwollenen Füßen zu einem ersten Treffen präsentierte?

Sie eilte in demselben Tempo weiter. Wenn sie frühzeitig dort war, konnte sie sich auf der Toilette noch frisch machen, in Ruhe ihren Platz wählen und dann warten.

Am Ende der Fußgängerzone befand sich das Café. Schon kam der Eingang des Lokals in Sichtweite. Es hatte eine Terrasse zum Fluss hin. Sie überlegte, ob sie zunächst den Schirm im Ständer bei der Tür abstellen wollte. Es war vielleicht besser, den Mann zunächst in aller Anonymität zu beobachten, aus der Sicherheit heraus. Was wusste sie schließlich über ihn? Möglicherweise war er gar nicht der interessante Typ, den sie zu finden hoffte? Vielleicht war er alt und hässlich?

Der Gedanke durchfuhr sie wie ein Blitz.

Vielleicht war er ein alter Lüstling? Einer, den die Sammlung von Höschen und roten Schirmen erregte? Ein Grabscher, der diese Annoncen aufgab, um die Gelegenheit beim Schopf zu packen?

Es war besser, den Schirm abzustellen und erst dann als sichtbares Zeichen an sich zu nehmen, wenn die Luft rein war. Er konnte sie schließlich daran erkennen! Aber woran konnte sie ihn ausmachen? Er hatte es vermieden, *ihr* ein vereinbartes Erkennungsmerkmal zu geben! Wieso war ihr das nicht vorher aufgefallen?

Geradezu atemlos trat sie vor das Café und hielt inne. Sie machte einen vorsichtigen Schritt durch die Tür und spähte hinein. Ihr Blick wanderte über die zu dieser Uhrzeit noch wenig besetzten Tische.

Drei Mädchen schwatzten bei einem Glas Cola, eine ältere Dame mit Schoßhund saß einsam an einem Ecktisch, vier Männer spielten Karten, zwei Pärchen tranken Kaffee, eines davon händchenhaltend.

Auf der Terrasse saß eine Person hinter einer großen Zeitung versteckt. Ein Mann, das erkannte sie an der Haltung und an den Hosenbeinen, nicht zuletzt an seinen Händen. Es waren schlanke Hände, wie die eines Klavierspielers. Aber mit einem dicken Goldring am Finger, einer, wie ihn Gangster aus amerikanischen Filmen trugen.

Wenn er ihr nun zuvorgekommen war? Eine Zeitung war eine hervorragende Tarnung, hinter der *Mann* unbeobachtet schauen konnte, ohne selbst gesehen zu werden. Der vermeintlich oder tatsächlich Lesende - wer konnte das wissen? - hielt sie hoch vor sein Gesicht, sodass er nicht gesehen wurde.

Noch war sie von dem dicken Vorhang, der den Eingang altmodisch kleidete, nun aber willkommenen Schutz bot, verdeckt. Der Schirmständer stand nur wenige Schritte entfernt.

Wie von einer Tarantel gestochen trippelte sie in Richtung der Toilettentür, die etwa zwanzig dieser kleinen Schritte entfernt lag und ließ den Schirm wie beiläufig in den Ständer gleiten. Eine Frau kam aus der Tür und hielt sie ihr freundlich lächelnd offen. Sie flüchtete hinein und ließ sie ohne Vorsicht ins Schloss schlagen.

Sie atmete auf. Das sie verratende Objekt war sie los! Sie konnte nur hoffen, dass er sie nicht gesehen hatte, noch besser, er gar nicht ihre Verabredung war!

Sie betrachtete sich kurz im Spiegel, besah die Schwitzflecken an ihrem Kleid, schlüpfte aus einem Schuh, sich am Waschbecken abstützend, um sich den schmerzenden Fuß zu massieren.

Vielleicht hatte der Zeitungsleser sie gar nicht beachtet? Was war das überhaupt für ein Typ? So einen auffälligen Goldring trugen für gewöhnlich Angeber oder Verbrecher. Zuhälter!

Der Kerl hinter der Zeitung war der einzige Mann, der alleine an einem Tisch saß, in dem Café des Treffpunkts, eine halbe Stunde vor der vereinbarten Zeit.

Natürlich!

Er war es!

Er musste es sein! Sie selbst hatte schließlich dieselbe Idee gehabt, vor ihm am Tisch zu sitzen und ihn zuerst zu beobachten.

Er war also erfahren.

Er war ihr zuvorgekommen.

Vielleicht war sie nicht das erste Opfer, das er auf diese Weise einfing?

Mit diesem Gedanken richtete sie sich auf, ließ den schuhlosen Fuß in der Luft hängen und starrte sich im Spiegel an. Wenn ihre Verabredung nun ein Lude auf der Suche nach einer neuen Geldquelle war? Wie naiv konnte sie eigentlich sein!? Sich auf ein solches Treffen einzulassen, wo der Kerl von sich gar nichts, aber rein gar nichts zu erkennen gegeben hatte! Das alleine war doch schon verdächtig! Wieso hatte sie das nicht vorher erkannt?

Und ausgerechnet dieses Kleid musste sie zu diesem Treffen anziehen! Einem potenziellen Mädchenhändler ihre Vorzüge auch noch derart vor Augen zu führen! Jeder würde ihr aus einem daraus entstehenden Unglück die Verantwortung dafür zuschreiben.

Sie schlüpfte mit dem Fuß wieder in den Schuh, da ihr anderer nun durch die ganze Last des Körpers, die auf ihm lastete, zu schmerzen begann.

Sie wusch sich die Hände und sah sich im Spiegel in die Augen, wie jemand, der dem anderen ins Gewissen reden wollte.

„Sieh zu, dass du wegkommst!", flüsterten ihre Lippen kaum hörbar. „Wie naiv kannst du eigentlich sein!?"

Naiv.

Die größte Demütigung, die sie sich selbst zuschreiben konnte. Naiv waren dumme Frauchen, Weiber, die keine Ahnung hatten, die sich von sogenannt starken Männern manipulieren ließen, die wie Marionetten an den Strängen der

Männer hingen, die sich wie Chamäleons den Wünschen ihrer Partner anpassten.

Die erstarrten Worte ihres Vaters hallten in ihrem Kopf. Das sprachlose Bild ihrer Mutter erschien vor ihrem geistigen Auge. Naiv. *Sie* hatten es immer gewusst! Sie hatten eine naive Tochter, die sich einbildete, sie müsse studieren, als einzige Frau unter Männern! Um damit aus der vorgegebenen Rolle auszubrechen. Lachhaft! Als ob man das konnte, gegen die Natur revoltieren. Finanziell hatten sie ihr nie die Unterstützung versagt, aber an ihren Weg geglaubt hatten sie nie. Sie würde es schon merken, wie weit sie damit käme. Arglos wie sie war.

Susanne betrachtete kritisch ihr Spiegelbild. Eine naive Schönheit spiegelte sich darin.

Sie trocknete ihre Hände, schulterte ihre Handtasche, zupfte das Kleid gerade und ging, die Augen kerzengerade auf den Ausgang gegenüber gerichtet, aus der Toilette durch den Vorhang, hinaus auf die Straße.

Den Schirm streifte sie dabei nicht einmal mit einem Seitenblick.

Der Tisch neben Trudes Tisch

Trude - eigentlich hieß sie Gertrude, aber dieser altmodische Name hatte ihr nie gefallen und sie legte großen Wert darauf, dass man sie nur in der Kurzform ansprach - ließ das Buch in ihrer Hand sinken. Mit einem tiefen Seufzer ins Leere.

Welche Sprache!

Sie nahm einen Schluck aus der Kaffeetasse vor sich, griff nach der Schachtel Menthol-Zigaretten, die neben dem Gedeck auf dem runden Tischchen lag, und fischte mit langen Fingern eine davon heraus. Sie zündete sie geübt an, ohne den Fokus ihrer Augen aus der ungewissen Ferne zu nehmen. Sie blies den Rauch des ersten Zuges mit leicht nach hinten gekipptem Kopf genüsslich in die Luft. Der verinnerlichte Bewegungsablauf einer Raucherin erforderte es nicht, ihre Gedanken dieser Handlung zuzuwenden.

An den großen Scheiben direkt vor ihr rannen Tropfen in langen Bahnen herab. Der Wind peitschte den Regen beinahe waagrecht an das Gebäude. Sie war bei Sonnenschein aufgebrochen und nun sah die Welt da draußen aus, als wollte sie untergehen.

Ihr Blick zur großen Uhr über der Theke des Cafés streifte kurz die Schlagzeile der Zeitung eines Lesers am Nachbartisch: *25 Jahre Bunnys.* Darunter ein Foto mit einer Reihe von Mädchen mit Hasenohren auf dem Kopf, knappen schwarzen Korsagen über dem Korso und einem weißen Flauschknäuel auf dem Po. Kein ermutigender Anblick für die Emanzipation der Frauenwelt.

Doch nicht das interessierte sie, obwohl es durchaus etwas war, das interessieren konnte. Im Augenblick beschäftigte sie mehr die Tatsache, dass noch Zeit war. Zeit, die sie sich nahezu erstohlen hatte. Ihr Beruf als Chefsekretärin in einer der großen Lebkuchenfabriken der Stadt forderte von ihr fortwährende Aufmerksamkeit, bis hinein in ihr Privatleben. Wenn ihr Vorgesetzter im Büro war, benötigte er ihre Dienste oft bis zu zehn Stunden am Tag. Überstunden waren der Normalzustand. Wenn er auf Reisen war, musste sie den Laden am Laufen halten. Sie war fleißig in ihrem Job, verdiente gut für eine Frau, sie hatte sich über die Jahre hochgearbeitet und fand sich nun, im Alter von knapp fünfundvierzig, auf der Höhe ihrer Karriere.

Sie hatte einmal einen Wettbewerb in Maschineschreiben gewonnen, mit 532 Anschlägen pro Minute. Das, und ihre Fertigkeiten in Kurzschrift, die dieser Leistung in nichts nachstanden, hatte ihr die Tür zum Vorstandsbüro geöffnet. Seitdem verteidigte sie ihren Platz wacker. Keines der jungen Mädchen aus dem Schreibbüro konnte ihr auch nur annähernd gefährlich werden, wenn auch die eine oder andere es hin und wieder versuchte, indem sie sich anbot, den Kaffee oder die Häppchen zu servieren.

Ihr Erfolg hatte ihre Ehe gekostet. Der Beruf ihres einstigen Mannes - er war Bäckermeister - hatte verhindert, dass sie sich überhaupt noch zu Gesicht bekommen hatten. Seine Haltung ihrer Karriere gegenüber - unterstützt durch ihre und seine Eltern - hatte das Übrige getan. Geschieden und kinderlos, sehr zum Unmut ihrer Mutter, hatte sie sich von diesem Zeitpunkt an voll auf ihren Beruf konzentriert. Sie hatte sich schon, als dies noch alles andere als selbstverständlich war, ihren Platz in der Männerwelt erobert. Und den wollte sie nicht mehr hergeben.

Mittlerweile erstellte sie komplizierte Statistiken, Berechnungen und Strategiepapiere, servierte aber immer noch den Kaffee und die Häppchen. Sie war die geachtete Chefsekretärin, der Drachen vor dem Eingang zum heiligen Gral. Aber keine Frau zum Heiraten, keine, deren Foto man gerahmt mit Kindern auf dem Schreibtisch stehen hatte.

Aber das war ihr einerlei, denn sie hatte niemals eine gerahmte Ehefrau sein wollen. Eine, wie ihre Mutter. Trude war eine moderne Frau! Selbst, wenn sie niemals an den Demos teilnahm - das konnte sie sich in ihrer Position nicht erlauben - so stimmte sie in manchen Standpunkten mit den Protestierenden überein. Besonders jene, die die Gleichberechtigung der Frau betrafen. Aber das sagte sie nicht laut, denn ihr Umfeld hätte ihr das verübelt.

Jedoch ein Gutes hatte es, in einer Männerwelt zu leben und das sagte sie sich täglich: Es erhöhte die Chancen wieder einen Mann zu treffen und dazu vielleicht einen, dessen Beruf besser zu ihrem passen würde. Und da sie sich sozusagen auf *natürlichem* Wege im Auswahlumfeld bewegte, musste sie nicht aktiv gegen ihr Single-Dasein vorgehen. Entsprechende Geduld genügte völlig. Und so vergingen die Jahre nach dem Motto „Gut Ding will Weile haben".

Demnach war es nicht weiter verwunderlich, dass sie sich in der wenigen Zeit, die ihr blieb, in die Welt der Bücher flüchtete. Ein Buch konnte man überall mit hinnehmen, nur wenige Momente genügten, um in eine andere Welt abzutauchen, zu träumen, sich weiterzuentwickeln. Das war ihr wichtig.

Sie hob das offene Buch in ihrem Schoß wieder an, blätterte die Seite um und las weiter. Nur einen Absatz, dann wiederholte sie die Bewegung und den Blick von zuvor, nur dass sie diesmal die Zigarette im Aschenbecher vor sich ausdrückte.

Man konnte dieses Buch nicht anders lesen. Der Autor hatte jeden Satz, jeden Absatz gespickt mit derart anregenden Gedanken, kunstvollen Wortgebilden, dass man sich dafür Zeit lassen musste! Diese Sätze wirkten wie kleine Explosionen in ihrem Kopf, Zündungen, die neue Gedankengänge auf den Weg brachten, die weitläufige Schleifen drehten und eine ungeahnte Kreativität in ihr weckten. Emotionen, die sie andernorts in ihrem Leben so nicht fand.

Es erging ihr mit jedem seiner Bücher so. Sie hatte sie alle gelesen und jede seiner Neuerscheinungen lag sofort auf ihrem Schreibtisch, griffbereit, um in Pausen darin zu schmökern. Unbeachtet der Männer ihrer Umgebung, im Übrigen. Das Buch anzusprechen - zumindest in Trudes Augen - wäre ein perfekter Aufhänger für ein privates Gespräch gewesen. Einer, der ihr sofort vermitteln würde, dass der entsprechende Mann Interessen mit ihr teilte.

Sie verehrte den Autor, Schriftsteller und anerkannten Intellektuellen. Freilich: Er war auch ein Mann in einer Welt erfolgreicher Männer, der vielleicht nicht da wäre, wo er war, hätte er ein anderes Geschlecht bei seiner Geburt gehabt. Aber was er schrieb, war anders. Es offenbarte eine Sicht auf die Dinge, die neu war. Eine Sicht, getragen von Humanität, und zwar auch Frauen gegenüber. Er schien die übliche Brille der Männer seiner Zeit nicht zu tragen. Die Mehrheit seiner Leser waren demnach auch Frauen, obgleich auch Geschlechtsgenossen ihm Anerkennung zollten.

Trude bezweifelte jedoch, dass ein Mann eines seiner Bücher wirklich je gelesen hatte; in dem Sinne gelesen, dass er zwischen den Zeilen verstand. Männer sprachen über deren Inhalte in Diskussionen im Fernsehen oder schrieben Kritiken in den Zeitungen, aber niemals hörte oder las sie heraus, was sie selbst aus diesen Büchern entnahm.

Und so war es gekommen, dass sie sich eines Sonntagsmorgens an den Küchentisch ihrer kleinen Zwei-Zimmer-Wohnung gesetzt und einen Brief geschrieben hatte. An ihn. Mit großer Sorgfalt und einer Blaupause für eine Kopie, die sie selbst in Händen bewahren wollte.

Sie legte das Buch beiseite, griff in ihre Handtasche und zog die zwei Bogen Papier, durchzogen mit blauen Linien ihrer geschwungenen Handschrift, heraus. Sie las, was sie vor zwei Jahren geschrieben hatte:

Wenn ich sagen würde, Ihre Arbeit beeindruckt mich sehr, dann ist das nur die halbe Wahrheit. Es ist vielmehr Ihre Persönlichkeit, die Sie so frei der Öffentlichkeit zu vermitteln verstehen. Endlich mal Einer, der ohne Panzer und Schutz dasteht und Dinge sagt, die alleine durch dieses vollkommen angstfreie Auftreten entwaffnend sind.

Als ich Sie zum ersten Mal als Gast in einer Fernsehsendung sah, wusste ich mit Ihrem Namen nichts anzufangen. Nach wenigen Sätzen jedoch war mir klar, dass ich ihn nicht wieder vergessen würde. Angesichts meiner Schwäche, Namen den zugehörigen Gesichtern auf Anhieb zuzuordnen, ein großes Kompliment.

Dann fiel mir auf der Suche nach neuer Lektüre eines Ihrer Bücher in die Hand. Ich verschlang den Inhalt förmlich und ging vor Ehrfurcht vor Ihrem Stil und der so treffenden Ausdrucksweise in die Knie. Mittlerweile besitze ich den Großteil der je von Ihnen veröffentlichten Literatur.

Nun, spätestens jetzt ist Ihnen klar, dass Sie mich in die Kategorie „Fan" einordnen, wenn auch ein später. Es ist höchste Zeit, mein wahres Anliegen vorzubringen.

Sie sind der interessanteste Mann, der seit langem meine Wahrnehmung - im wahrsten Sinne des Wortes - durchdrungen hat. Mag sein, dass dies an meiner Wahrnehmung liegt, für mich jedoch ein Grund mehr, der Sache Aufmerksamkeit zu schenken.

Ich würde Sie sehr gerne persönlich kennenlernen. Die Tatsache, dass Sie „weit weg" und schwer zu erreichen sind, ist kein Grund, es nicht trotzdem zu versuchen. Damit habe ich vor mir selbst die Vorstellung eines Briefes an Sie gerechtfertigt.

Warum schreibt eine 45-jährige Frau, die selbständig und zufrieden in Ihrem Leben steht, einen solchen Brief? Was haben Sie in mir berührt?

Sie sind kritisch, aber stets wertschätzend und diese Grundhaltung scheint Ihnen ganz natürlich, nicht, was Sie scheinbar aufsetzen. Sie wirken lebendig und hellwach, Ihre Schlagfertigkeit und Virtuosität der Sprache: Eine Herausforderung für den Zuhörer. Trotzdem treten Sie bescheiden und freundlich den Menschen gegenüber. Leidenschaft. Da ist grenzenlose Leidenschaft für das, was Sie tun, was Sie sind. Es scheint nichts Unechtes an Ihnen zu geben.

Ich widersetze mich dem Gedanken, dass nur halbwegs intelligente Menschen diese Haltung verinnerlichen können. Eine stabile Seele ist dafür wohl die Grundlage. Stimmt das?

Ich könnte denken, Sie sind da hineingeboren, wo ich mich mühsam hinarbeite? Es würde mich brennend interessieren, herauszufinden, was dahinter liegt? Neugierde. Damit meine ich das vorherrschende Gefühl, das mich umtreibt.

Ich würde mich über eine Antwort freuen, obwohl ich realistisch genug bin, die Wahrscheinlichkeit einer solchen einzuschätzen. Der Sieg über mein Ego muss an dieser Stelle ein zweites Mal errungen werden – so viel sei gesagt.

Ich wünsche mir die Begegnung mit einem Menschen, wie Sie es mir zu sein scheinen.

Wie aufgeregt sie gewesen war, als sie wenige Tage darauf ein Kuvert aus ihrem Briefkasten genommen hatte! Der Briefumschlag eines Hotels in der Schweiz, mit ihrer Adresse in einer ihr fremden Handschrift, die sie aber intuitiv als die seine sofort erkannt hatte.

Wie ein Teenager vor dem ersten Kuss, hatte sie den Briefumschlag in der zitternden Hand gedreht und gewendet, ihn mit klopfendem Herzen von allen Seiten betrachtet. Jedes

Wort seiner, auf eine Karte gemalten Antwort, konnte sie aus dem Gedächtnis wiederholen. Jederzeit, selbst aus dem Tiefschlaf gerissen.

Sie verstehen vielleicht, wenn ich sage: Danke für Ihre schönen Zeilen, über die ich mich wirklich gefreut habe, auch wenn ich es nicht schaffen kann, mich zu verabreden. Aber vielleicht sitzen wir uns eines Tages in der Bahn gegenüber, dann bitte sagen Sie mir, dass Sie Sie sind. Seien Sie herzlich gegrüßt.

Die Karte zeigte ein schwarz-weißes Bild Luzerns, am Quai mit Blick gegen Pilatus. Er hatte seine Antwort mit „liebe Trude" begonnen, als ob sie eine jahrelange Freundin wäre.

Sie faltete ihren Brief wieder zusammen und steckte ihn zu der Antwortkarte in das Kuvert, beides wieder in ihre Handtasche.

Sie winkte dem Kellner, um ihr Frühstück zu bezahlen. Vor dem Vortrag, den der Schriftsteller heute in einem Saal des Museums ihrer Stadt halten würde, und für den sie diesen Tag Urlaub erkämpft hatte, wollte sie noch die dazugehörige Ausstellung besuchen. Bestimmt kamen viele Leute zu dieser Veranstaltung und ihr Platz in den hintersten Reihen - sie hatte leider keine bessere Karte mehr erstanden, weil sie wieder einmal nicht rechtzeitig aus dem Büro gekommen war - würde ihr kaum erlauben, einen Blick auf ihn zu werfen.

Sie machte sich nichts vor: Sie war ein Fan unter vielen. Aber was zählte, war, ihm persönlich zuhören zu können, was er über das Thema zu sagen hatte, über das auch sie sich schon oft Gedanken gemacht hatte. Sich ferner unter Gleichgesinnten zu wissen, verlieh ihr bereits im Vorfeld das Gefühl einer wundervollen Zugehörigkeit.

Sie bezahlte und ließ dem Kellner, einem älteren Mann der alten Schule, ein großzügiges Trinkgeld, so, wie man gerne großzügig anderen gegenüber ist, wenn man selbst Glück empfindet. Er bedankte sich mit professionell freundlichem Gesicht und half ihr in den Mantel.

Es regnete noch immer in Strömen. Zögerlich schaute sie hinaus. Vielleicht war es besser, noch zu warten? Sie würde auf dem kurzen Fußweg zum Museum durchnässt werden wie die Wasserratten im Fluss der Stadt. Am Ende würde sie sich noch verkühlen und konnte nicht zur Arbeit erscheinen und eine der jungen Gänse würde sie vertreten müssen, wie es schon einmal der Fall gewesen war.

„Nehmen Sie den Schirm hier!"

Der Kellner reichte ihr einen leuchtend roten Regenschirm. Er spannte ihn sogar für sie auf.

„Das ist sehr freundlich von Ihnen", lächelte sie den Mann an, „aber ich weiß nicht, wann ich Ihnen den Schirm zurückbringen kann."

„Sie können ihn behalten", winkte er mit der anderen, freien Hand ab, denn er hielt den Schirm noch immer aufgespannt in der Luft zwischen ihr und ihm. „Den hat jemand vergessen. Der steht hier schon seit Wochen. Ich glaube nicht, dass die frühere Besitzerin ihn überhaupt vermisst."

Das überzeugte.

Sie griff nach dem schwarz rot gestreiften Metallstab.

„Ich nehme zumindest an, er hat einer Frau gehört", vermutete der alte Mann weiter. „Rot ist eher eine Farbe für Frauen, nicht wahr?"

Nun lächelte er sie großherzig an.

„Da haben Sie bestimmt recht. Vielen Dank!", nickte sie und nahm das überraschende Geschenk entgegen. In einer spontanen Eingebung fügte sie hinzu: „Ich bringe ihn wieder, sobald ich dazu Gelegenheit haben werde."

„Behalten Sie ihn! Behalten Sie ihn!", rief ihr der Mann noch hinterher, als sie bereits mit eiligen Schritten und geschürztem Schirm gegen die Windböen loszog.

Sie erreichte das Museum trockenen Hauptes, aber mit bis zu den Knien durchnässten Hosen und feuchten Schuhen.

Deshalb ging sie in das Café-Restaurant des Museums und nicht in die Ausstellungshallen. Völlig verwaist standen dort ein paar Tische in der nüchtern gestalteten Aula gegenüber des Ticketschalters. Sie wählte einen Platz in der Nähe eines Heizkörpers und bestellte eine Kleinigkeit. Es war zwar erst elf Uhr, doch sie beschloss, das Mittagessen vorzuziehen. Die Ausstellung konnte sie auch nachher besuchen, wenn sie sich aufgewärmt hatte. Die Umstände zwangen sie zu umgekehrter Reihenfolge.

Sie war, neben einem einzelnen Mann, der am Nebentisch vor einer Tasse Kaffee saß und Dokumente studierte, der einzige Gast. Die wenigen Personen, die herumliefen, gingen zielstrebig in die Galerie. Es war nicht die Uhrzeit für eine Mahlzeit, weder Frühstück noch Mittag. Die Küche war auch noch nicht geöffnet. Sie musste sich mit einem Salat und kaltem Aufschnitt mit Essiggurke zufriedengeben.

Sie hatte sich schon ein wenig erwärmt, als die Bedienung mit ausdruckslosem und geradezu gleichgültigem Gesicht die Teller vor ihr platzierte. Die junge Frau war offensichtlich mit anderen Dingen als ihrer Aufgabe beschäftigt. Sie wünschte ihr nicht einmal guten Appetit, wie es der berufliche Anstand gebot.

Trude zog die Teller heran und begann zu essen. Der Salat war einfallslos und essigübersäuert, die Hälfte davon aus dem Einmachglas, der Bierschinken blass und das Brot vom Vortag. Unter normalen Umständen hätte sie hier nicht gespeist. Sie würde es bestimmt auch nicht wieder tun.

Lustlos kauend schaute sie auf, in der unbewussten Hoffnung, zumindest etwas Anregendes betrachten zu können, wenn schon ihre Geschmackssinne derart malträtiert wurden.

Der Bissen blieb ihr fast im Halse stecken.

Sie ließ Messer und Gabel auf den Tisch sinken, als wären sie aus Blei und schaute ungläubig zum Eingang. Nein, sie starrte beinahe mit aufgerissenen Augen.

Ein hochgewachsener, schlanker Mann in Anzug und offenem Jackett, mit einem von Regentropfen gesprenkelten Trenchcoat darüber, kam frischen Schrittes zielstrebig auf ihren Tisch zu.

Ihr stockte der Atem. Ihr Herz machte einen Sprung in die Halsgegend, wo es so heftig um sich zu schlagen begann, dass sie fürchtete, ohnmächtig zu werden.

Er …

Er.

Er!

Sie schloss die Augenlider, den bewussten Moment, den es brauchte, um eine Sinnestäuschung zu entlarven. Doch als sie sie wieder öffnete, bewegte er sich noch immer auf sie zu und war mittlerweile bis auf zwei, drei Meter herangekommen.

Er war es, in der Tat!

Der Mann, den sie verehrte, den sie zum Platzhalter ihres Wunschbildes eines Partners stilisiert hatte, der Gedanken in ihren Kopf pflanzte und Vieles darin umpflügte. Er kam leibhaftig direkt auf sie zu!

Sie schaute ihm entgegen wie einem frisch enthüllten Kunstwerk, aber eher aus Unfähigkeit zu einer Reaktion denn aus Mut. Denn den brauchte es, um mit dieser Überraschung fertig zu werden.

Er streifte noch in der Bewegung den Mantel ab, schwang ihn über seinen Arm und begann zu lächeln als hätte er zufällig einen alten Freund entdeckt, den er an diesem Ort nicht vermutet hatte.

Sie ergriff ihr Wasserglas und nahm einen großen Schluck. Eine Handlung der Verzweiflung, denn sonst hätte sie ihn steif und unbeweglich weiter angestarrt und er hätte sie deshalb bestimmt für eine merkwürdige Frau gehalten. Sie schluckte mühsam.

Erst kurz vor ihrem Tisch, vollzog er eine kleine Drehung und wendete sich dem Dokumente lesenden Mann am Nebentisch zu. Er gab ihm die Hand und ließ sich auf einem Stuhl an dessen Tisch nieder. Den Mantel warf er salopp über die Lehne des dritten Stuhls.

Nun saß er ihr schräg gegenüber, beinahe so nahe, dass sie sich unterhalten hätten können. Sie hätte ihm Salz und Pfeffer reichen können, ohne sich zu erheben. Sie verstand jedes Wort, das am Nachbartisch gesprochen wurde.

Seine Aufmerksamkeit galt nicht ihr, doch *sie* konnte nicht den Blick von ihm abwenden. Ein Grinsen unbekannter Heftigkeit zwang sich auf ihre Lippen, sie konnte es genau fühlen. Es war unbeherrschbar, nötigte ihre Mundwinkel derart nach oben, dass es albern wirken musste!

Weil sie nicht wusste, was sie sonst tun sollte, begann sie, das Brot in kleine Stücke zu schneiden. Sie konzentrierte sich auf diese Tätigkeit als handle es sich darum, ein Puzzle von zehntausend Teilen daraus zu machen.

Da saß er.

Am Nachbartisch.

Nicht in einem Zug, aber dafür in einem Museums-Café. Der Mann, dem sie unter Aufwendung allen Mutes geschrieben hatte, weil sie ihn kennenlernen hatte wollen, saß ihr, nur eine Armlänge entfernt, gegenüber. Das Leben präsentierte ihn ihr auf dem Silbertablett!

Konnte so etwas Wirklichkeit sein? Derart liest man höchstens in kitschigen Liebesromanen, banaler Klatsch-Literatur, die man für wenige Pfennige am Zeitungskiosk kaufen konnte, was sie nie getan hatte.

Und sie benahm sich wie ein alberner Teenager! Sie grinste unkontrollierbar vor sich hin, hatte Herzklopfen so heftig, dass sie fürchtete, er könnte es hören. Sie wagte es nicht, die Augen zu heben, weil er vielleicht zu ihr herüberschauen hätte können und sie bei diesem Kontakt völlig die Fassung zu verlieren fürchtete.

Die junge Kellnerin, die sie selbst so unwirsch bedient hatte, war schnell bei ihm erschienen und sprach in freundlichem Ton. Als ob sie beauftragt wäre, jeglichen Kontakt zwischen Trude und dem Autor zu unterbinden, hatte sie sich direkt in ihr Blickfeld geschoben, stand mit dem Rücken zu ihr und notierte die Bestellung, gleichwohl es übertrieben war, eine Tasse grünen Tee schriftlich aufzunehmen.

Es verschaffte Trude zumindest eine Denkpause. Sie hob den Kopf und atmete tief durch, wagte es sogar, kurz hinüberzuschauen. Die Bedienung war inzwischen gegangen und das Gespräch am Nachbartisch nahm wieder Fahrt auf. Der andere Mann erzählte etwas über die Ausstellung, was im Grunde interessant gewesen wäre. Aber Trude schaffte es nicht, seinen Worten echte Aufmerksamkeit zu schenken. Zu sehr war sie eingenommen von ihren eigenen Gedanken.

Sie musste *ihn* ansprechen! Sie würde es sich nie verzeihen, wenn sie diese einmalige Gelegenheit - und so ein Zufall würde weiß Gott einmalig bleiben, da war sie sich sicher - nicht beim Schopf packen würde. Nicht mit ihm gesprochen zu haben, wo er in direkter Nähe vor ihr saß, wäre geradezu ein Frevel gegenüber dem so freundlichen Schicksal gewesen!

Sie musste ihm sagen, dass sie sie war, genauso wie er es ihr geschrieben hatte. Er hatte sie ja geradezu dazu aufgefordert! Sie musste sich zu erkennen geben, als die Briefschreiberin, der er aus der Schweiz geantwortet hatte!

Sie steckte, noch immer unschlüssig, wie sie es anfangen sollte, ein Stück Wurstbrot in den Mund und kaute länger darauf herum.

Er stellte zwei Fragen, die sein Gegenüber sofort beantwortete. Er nickte und notierte etwas in ein kleines Büchlein, das neben dem Ledereinband einen kleinen Stift mit sich trug.

Wie eine inkognito anwesende Journalistin der Zeitschrift der Frauenemanzipation auf der Bunny-Party beobachtete Trude, was am Nachbartisch vor sich ging. Alles in ihr rief: „Nun mach schon! Sei kein solcher Feigling!"

Doch der nötige Mut wollte sich nicht einstellen. Würde sie sich am Ende nicht lächerlich machen und ihn in eine peinliche Situation bringen, weil er sich gar nicht erinnerte? Wieso sollte er auch ausgerechnet ihren Brief aus den bestimmt zahlreichen anderen Schreiben, die ein so bekannter Autor wie er jeden Tag bekam, erinnern? Seine große Beliebtheit hatte sie am eigenen Leib erfahren, als sie nur noch eine Karte in den hintersten Reihen ergattert hatte. Wieso sollte er sich also ausgerechnet an sie erinnern?! Das zu denken grenzte an Narzissmus.

Sie schob ein weiteres Stück Brot in den Mund, obwohl sie noch an dem letzten Bissen kaute. Doch zumindest hielt sie das von diesem dümmlichen Grinsen ab.

Am Nachbartisch ging man dazu über, den Ablauf der Veranstaltung zu besprechen. Er schien jetzt erst zu erfahren, was Trude schon lange wusste: Sie war ausverkauft. Es freute ihn sichtlich. Er schaute auf einen Plan, den ihm der andere über den Tisch schob, machte ein Scherz darüber, dass man offensichtlich sogar die „Beiboote" besetzt hatte, eine

Metapher, die wohl der Tatsache seines Wohnorts geschuldet war, denn er lebte am Meer. Das wusste sie, denn sie hatte alles, was die Presse jemals über ihn berichtet hatte, gelesen.

Die sonst stets beherrschte Trude verfiel nun einer inneren Zerreißprobe, wie sie es nur selten erlebt hatte. Die Freude über dieses außergewöhnliche Ereignis war derart, dass das Grinsen darüber sich unkontrollierbar verselbständigt hatte. Die Ehrfurcht - das Wort beinhaltet schon die Furcht, wie sie in diesem Moment feststellte - diese Ehrfurcht, die sie vor ihm und seinen Werken entwickelt hatte, jagte sie aber gleichzeitig in die Flucht.

Nie würde sie seinem Intellekt standhalten können! Der Mann war ein anerkannter Autor, ein Intellektueller, der gerne in diverse Talk Shows eingeladen wurde, und sie nur eine kleine Angestellte, die sich auf irgendeine Weise mit ihm verbunden fühlte. Was hatte sie sich eigentlich gedacht? Ihn kennenlernen zu wollen, und dann? Mit ihm Gespräche führen, die für sie vielleicht stimulierend, für ihn jedoch einschläfernd und langweilig gewesen wären?

Sie biss krachend von der Essiggurke ab und stopfte sich ein weiteres Stück Brot hinein, erleichtert, dass dies, zumindest für wenige Sekunden ihre Augen auf den Teller lenkte.

Sie und er schauten zeitgleich auf, als die Bedienung seinen Tee brachte, wie es Trude vorkam, viel zügiger, als ihr Essen serviert worden war. Fast hätten sich ihre Blicke getroffen.

Trude richtete sich in ihrem Stuhl auf.

Sie musste den Mut aufbringen!

Sie wusste nur zu gut, dass sie es sich nie verzeihen würde, wenn sie es nicht tat. Sie, die sonst vor keinem noch so hohen Tier Hemmungen hatte! Hemmungen, das kannte sie nicht, die hatte sie sich nie erlauben können, nicht in der Welt, in der sie sich bewegte. Was hatte sie also zu verlieren?

Schlimmstenfalls sah er sie blöde an, weil er ihre Erwartung nicht erfüllen konnte und sie für albern hielt. Würde sie deswegen das Wunschbild, das sie in ihm sah, verlieren? Nein, das hatte sie selbst in der Hand. Er kannte sie nicht und würde sich bereits wenige Minuten danach bestimmt auch nicht mehr an sie erinnern. Warum sollte sie anders von ihm denken, wenn es doch sie war, die eine überzogene Hoffnung an ihn stellte? Sie schluckte endlich den Bissen hinunter und spülte mit Wasser nach.

Das Unglück - oder das Glück - bestand nun darin, dass durch das Walten eines weisenden Schicksals das Gespräch am Nebentisch eben in diesem Moment unterbrochen wurde. Der andere Mann war damit beschäftigt, ausführliche Aufzeichnungen in ein Buch zu notieren, während der er die Unterhaltung unterbrechen musste. Das war der Moment, in dem *er* unvermittelt zu ihr herübersah, wohl aus Zeitvertreib. Jedoch wirkte es auf sie, als hätte er ihre Gedanken gelesen.

Auf diese Weise ertappt, wie ein kleines Kind, das zum ersten Mal Eiscreme schleckt, blickte sie zurück. Direkt in seine Augen.

Nun gab es kein Zurückweichen mehr.

Jetzt musste sie sprechen!

Was würde er von ihr halten, wenn sie stumm mit geistlosem Gesicht dasaß und nichts sagte? Dieser letzte Gedanke war es, der sie in die Senkrechte riss. Mit einem Schritt war sie vor seinem Tisch.

Er schaute freundlich, aber verhältnismäßig überrascht zu ihr auf. Sie streckte ihm die Hand hin, noch immer über das ganze Gesicht frohlockend. Das war nun schon egal.

„Ich sitze Ihnen zwar nicht im Zug gegenüber", sagte sie, „aber vielleicht gilt der Nebentisch im Restaurant auch?"

Er ergriff ihre Hand wie in Zeitlupe, schüttelte sie nachdenklich, blieb sitzen, schaute ihr dabei fest in die Augen. Sie hielt seinem forschenden Blick stand und hoffte inbrünstig, dass man das Zittern, das ihren Körper durchlief, nicht im Händedruck spürte.

Sein Gesicht hellte sich auf, wie bei einer plötzlichen Eingebung, aber er ließ ihre Hand dabei nicht los.

„Ja!", rief er erfreut aus, ob aus Erleichterung oder schöner Erinnerung, war nicht ersichtlich. „*Sie* sind das!"

„Sie erinnern sich?"

Sie fragte es im Ton der völligen Überraschung und hätte an Stelle der drei Worte auch nur „Tatsächlich?" ausrufen können, es wäre dasselbe gewesen.

Der Andere am Tisch sah von seinen Aufzeichnungen auf und blickte irritiert auf sie. Die Frage, wer diese unverschämte Frau war, die dieses wichtige Arbeitsgespräch unterbrach, war ihm ins Gesicht geschrieben.

Er antwortete auf ihre Frage, indem er sein Gegenüber aufklärte.

„Sie hatte mir vor einiger Zeit einen besonders schönen Brief geschrieben", erklärte er, richtete die Worte aber an den Manager statt an sie. Er ließ ihre Hand los. „Ich hatte ihr damals geantwortet, sie möge mich ansprechen, falls wir uns einmal im Zug gegenübersitzen würden."

Er erinnerte sich tatsächlich!

War das zu glauben?!

Und mehr noch! Er lobte ihre Zeilen in aller Öffentlichkeit! Ein Lob für sie, aus dem Mund des Wortakrobaten, des Zauberers der Sprache!

Nach diesem Satz wendete er den Kopf wieder ihr zu, lächelte sie schweigend und sehr entwaffnend an.

Plötzlich verlor Trude den Faden und wusste weder, was sie nun tun noch sagen sollte. Die beiden sitzenden Männer sahen sie abwartend an, wie die Geistererscheinung einer Séance, die kaum greifbar vor ihnen stand.

Intuitiv griff sie zu einem gelernten Verhalten aus ihrer Berufswelt.

„Nun", sagte sie, als spreche sie zu hohen Gästen ihres Chefs, „es ist mir eine ausgesprochene Freude, Sie persönlich kennengelernt zu haben. Aber nun überlasse ich Sie wieder Ihrem Gespräch. Ich sehe wohl, Sie haben zu tun. Ich will nicht länger stören!"

Bevor er antworten konnte, was er ohnehin nicht tat, wendete sie sich ab und ging zurück an ihren Tisch.

Sie setzte sich kaum, trank mechanisch ihr Glas leer, schob den halbvollen Teller von sich - großes Bedauern darüber empfand sie sowieso nicht - und gab der Bedienung ein Zeichen zum Zahlen.

Die Männer waren bereits wieder in ihre Vorbereitungen vertieft.

Als sie sich erhob und Mantel und Tasche ergriff, schaute er auf und lächelte noch einmal ausgesprochen freundlich zu ihr herüber.

„Auf Wiedersehen!", sagte sie so höflich und distanziert, als gäbe es nichts, was sie verbinden würde. „Ich möchte mir noch die Ausstellung ansehen. Dann komme ich zu Ihrem Vortrag!"

„Das ist schön. Na, dann bis später!", grüßte er genauso distanziert zurück und als wüsste er nicht, dass die Chance auf ein Wiedersehen bei so vielen Menschen unsinnig war.

Die Exponate konnten ihr Interesse nur streifen. Sie stand bewegungslos davor, scheinbar in tiefe Betrachtung versunken, bevor sie wieder ein paar Schritte zum nächsten Ausstellungsstück tat. Ein Beobachter hätte vermutet, dass helles Interesse an der Kunst sie diese Haltung einnehmen ließ. Das wäre normalerweise auch der Fall gewesen. Doch nach diesem Aufeinandertreffen, diesem kurzen Wortwechsel, dessen Aussagen sich sofort tief in ihre Erinnerung gebrannt hatten wie das heiße Eisen eines Cowboys in das Fleisch des Tieres, war das einfach unmöglich. Jedes betrachtete Objekt diente nur als Reflektionsgegenstand ihrer frischen Eindrücke.

Sie konnte den unglaublichen Zufall noch immer nicht fassen. Noch immer fühlte es sich an, als ob sie bei jedem Schritt über den Boden schwebte. Noch war sie nicht in der Lage, das Erlebte so zu verarbeiten, dass es in ihre reale Welt passte.

Sie bewegte sich durch die Ausstellung wie durch die Zauberwelt eines Märchens. Und der Zauber würde so schnell nicht aufhören, denn später kam ja noch der Vortrag. Sie würde ihm zuhören, versunken im Meer der Köpfe vor ihm, mit dem einseitig intimen Blick des begeisterten Zuschauers auf den isolierten Star auf der Bühne.

Weiter dachte sie nicht.

In dieser Stunde, in der sie durch das Museum wandelte, erlebte sie jede der sechzig Minuten wie ein Kind, das vertieft in ein Fantasiespiel die Welt vergisst.

Als sie schließlich in die Vortragshalle ging, waren alle Ränge bereits voll besetzt. Das Publikum war gemischt, jung und alt, wenig Männer und viele Frauen, alle sehr festlich oder leger in Jeans gekleidet, wie es in dieser Zeit sogar bei Opern häufig zu beobachten war - ein Ausdruck des Protests der jungen Generation gegen Konventionen. Allgemeines Murmeln hallte von den Wänden wider. Die Bühne war schlicht gestaltet. Außer einem Rednerpult und einem Mikrophon war dort nichts.

Sie blätterte im Programmheft.

„Darf ich wohl kurz einen Blick hineinwerfen?"

Trude sah auf.

Der Mann neben ihr zeigte auf das Heft.

„Ich habe verpasst, mir eins zu nehmen", erklärte er. „Ich weiß gar nicht, worüber er sprechen wird. Was ist das Thema?"

Der Mann war anständig gekleidet und trug einen ebenso manierlichen Haarschnitt, nicht nach dieser unflätigen Mode der langen Zotteln, die sich hartnäckig zu halten schien. Er trug eine dick umrandete Hornbrille auf der Nase, was ihm einen intelligenten, aber nicht zeitgemäßen Eindruck verlieh.

„Hier, bitte." Sie reichte ihm, unfähig, sich in langwierigen Erklärungen zu ergehen, das Heft.

„Ich habe die Karte von einem Kollegen, der erkrankt ist, müssen Sie wissen."

Sie musste es nicht wissen, dachte sie, lächelte aber kurz und nickend.

Er senkte den Kopf über das Pamphlet und las.

Sie schaute hoffnungsvoll auf die Bühne, wo sich leider noch immer nichts ereignete. Sie fürchtete, der Mann neben ihr würde ein Gespräch mit ihr beginnen und sie vollends aus ihrem zauberhaften Empfinden reißen.

Er tat es auch, indem er ihr das Heft mit einem „Ah!" der Erleuchtung zurückreichte.

„Sehr interessantes Thema!", befand er zu ihr gewandt „Haben Sie die Ausstellung besucht?"

„Ja", antwortete sie. „Kurz."

Ebenso kurz schaute sie ihn mit diesem Satz an.

„Ist sie sehenswert?", hakte er weiter nach.

Trude zuckte mit einem „hm" die Achseln, weil sie kein Gespräch beginnen wollte. Aber es nützte nichts. Der Mann schien ihre Signale nicht zu verstehen oder nicht verstehen zu wollen.

„Würden Sie sie empfehlen?", fragte er mit gehobenen Augenbrauen weiter nach und schaute sie sehr erwartungsvoll an.

Wieder wendete sie ihm den Kopf zu. Widerwillig. Es war eine Reaktion des Anstands, kein wahres Interesse.

Er war offensichtlich jünger als sie selbst. Was konnte er nur von ihr wollen?

„Ich kann dazu wenig sagen", meinte sie nüchtern. „Sie sollten sich selbst ein Bild machen," und fügte dann hinzu, nachdem sie seinen geradezu enttäuschten Blick auffing, „Kunst ist doch etwas sehr individuelles, Sache des Betrachters."

Glücklicherweise regte sich in diesem Augenblick das Geschehen auf der Bühne.

Sie winkte mit einem Lächeln und dem Finger in die Richtung der erforderten Aufmerksamkeit.

Ihr Platznachbar verfiel in Schweigen, so wie alle im Saal nach einem enthusiastischen Applaus nach und nach verstummten. Das Licht verdunkelte sich zu einer schummrigen Abendstimmung. Nur das Rednerpult war hell erleuchtet.

Dort erschien der Andere, den sie aus dem Café bereits kannte. Er klopfte an das Mikrophon. Dann eröffnete er die Veranstaltung mit Begrüßungsfloskeln, gefolgt von einer Laudatio über den angekündigten Redner und dessen Werke.

Das Publikum applaudierte ungeduldig und endlich erschien *er* auf der Bühne.

Mit Spannung richtete sie sich in ihrem Stuhl auf, als könnte sie so die zu erwartenden Worte noch besser einfangen.

Jedoch: Sie fing gar nichts ein. Zwar hörte sie sehr gut und nahm seine Sätze auch auf, aber nicht deren Bedeutung. Etwas in ihr hielt sie unter Spannung, einer Spannung die es verhinderte, dass sie das Gehörte in Eindrücke, Gedanken oder gar Gefühle umsetzte. Während die anderen hin und wieder euphorische Zustimmungslaute von sich gaben, er hätte dort oben auf der Bühne auch nur „bla-bla-bla" von sich geben können, es hätte für Trude keinen Unterschied gemacht.

Sie versuchte, sich zu konzentrieren.

Er sprach von der Seele des Deutschen, von der Sehnsucht in die Tiefe, die im Gegensatz zu dem Drang in die Ferne zu stehen schien, bezog sich dabei auf Goethe. Dieser eine Ausspruch, der nun endlich zu ihr durchgedrungen war, führte sie jedoch sofort wieder in die Erinnerung an das, was sich im Museums-Café ereignet hatte. Was er da sagte, traf genau auf sie auch zu! Eine Gemeinsamkeit?

Es war zwecklos. Sie gab es auf und sich dem Drang hin, in der vergangenen Stunde, bei diesem unverhofften Treffen zu verweilen. Sie lauschte dem Klang seiner Stimme, schloss dabei die Augen.

Erst als der Applaus sie darauf aufmerksam machte, dass er mit seiner Ansprache zu einem Ende gekommen war, schlug sie die Augen wieder auf. Sie schaute nur, klatschte nicht.

Dafür applaudierte ihr Sitznachbar umso frenetischer.

„Hervorragend!", sagte er, den Kopf zu ihr geneigt. „Finden Sie nicht auch?"

Er warf ihr einen etwas irritierten Seitenblick zu, weil sie nach wie vor die Hände unbeweglich im Schoß liegen hatte.

„Fanden Sie es nicht gut?", fragte er nach, ohne jedoch seinen begeisterten Beifall zu unterbrechen.

„Doch", antwortete sie beinahe tonlos. „Sehr gut."

Der Applaus machte ihr unumwunden bewusst, dass es nun zu Ende war. Und sie hatte nichts von dem, was er gesagt hatte, aufgenommen.

„Nicht wahr?", pflichtete ihr der Mann neben ihr nun unaufgefordert bei. „Vieles, worüber es sich lohnt, nachzudenken. Ich kann es Ihnen nachempfinden, dass Sie überwältigt sind."

Auch er hörte mit seinem Beifall auf, sah sie ernsthaft an, obwohl die Allgemeinheit sich nun sogar von den Sitzen erhob und stehend applaudierte.

An Stelle einer Antwort erhob sie sich nun ebenfalls und begann zu klatschen, mit dem Blick starr nach vorne. Die an sie gerichteten Worte verursachten eine Störung in ihrem Empfinden, gleich der, die man vertieft in ein gutes Buch durch Lärm von außen aus der Geschichte gerissen empfindet.

Ihr Sitznachbar kopierte ihre Bewegung und verfiel ebenfalls wieder in Beifall. Er ließ sich sogar zu einem lauten „Bravo!" hinreißen, als würde er eine hervorragend gesungene Arie in der Oper belobigen.

Nach und nach ebbte die Welle des Applauses ab. Auf der Bühne wurde das Licht ausgeschaltet und die Reihen der Menschen lichteten sich. Viele von ihnen bewegten sich in Richtung einer der Ecken des Saales.

„Würden Sie mich bitte durchlassen?", fragte Trude den Mann, „Ich möchte auch ein Buch signieren lassen."

Sie drängte sich an dem, sich nach hinten beugenden Mann vorbei und strebte dem Personenauflauf zu, bevor er noch etwas sagen konnte.

Sie hatte nur das Buch dabei, das gerade ihre Lektüre und deshalb schon ziemlich zerfleddert war. Kurzentschlossen kaufte sie ein neues. Eines, das sie bereits im Regal stehen hatte. Es war der erste Titel, den sie von ihm gelesen und der ihre Begeisterung entstehen lassen hatte. Sozusagen die Bescheinigung der Geburtsstunde dieser fernen Beziehung.

Sie reihte sich in die lange Schlange. Mit jedem Schritt, den sie dem wie am Fließband Unterzeichnenden näherkam, begann ihr Herz wieder wild zu schlagen.

Der Autor fragte jedes Mal nach dem Namen der Person vor ihm, meist ohne aufzuschauen, schrieb, klappte das jeweilige Buch zu und überreichte es mit einem Lächeln. Manchmal schaute er dabei schon dem Nächsten entgegen.

Schließlich kam Trude an die Reihe.

Er hob die Augen und als er sie erblickte, hielt er einen Moment in dieser Routine inne.

„Für Sie müssen wir schon etwas Besonderes finden", sagte er lächelnd.

Er sprach in der Mehrzahl. Vermutlich eine Aufforderung an sie, selbst einen Wunsch für eine Widmung zu formulieren. Dazu war sie aber weiß Gott nicht in der Lage.

So sagte sie nur „Ja, bitte!" und nickte.

Seine Hand fuhr zügig in großen Bögen über die aufgeschlagene Seite. Sie drehte den Kopf, um den entstehenden Text zu lesen.

‚Für Trude, die fast schon jahrelang …'.

Während er seinen Namen unter die Widmung setzte, rätselte sie über das letzte Wort, das unsauber geschrieben war. Es ließ mehrere Interpretationen zu: *Bekannte* oder *Verkannte* oder *verharrte* oder …

Er klappte auch dieses Buch zu und sah sie mit einem sehr direkten Blick an, als er es ihr überreichte.

Sie hätte ihn gerne gefragt, wie das letzte Wort zu lesen sei, aber dann dachte sie, dass sie es zu Hause schon entziffern würde. Das war jetzt nicht wichtig. Sie badete in Glück. Ihr Zustand war am ehesten mit einem farbenfrohen Drogenrausch zu vergleichen.

„Vielleicht sehen wir uns ja mal wieder?", sagte er und reichte ihr die Hand.

Sie ergriff sie.

Sie schüttelte sie kurz.

Sie nahm das Buch freudestrahlend entgegen.

Sie hielt seinen Blick in ihre Augen kaum noch aus. Ihr Mut, den sie so tapfer aufgebracht hatte, um den so unverhofft entstandenen Kontakt wieder aufzunehmen, schwand mit jeder Sekunde. Sie spürte, wie sie vor seiner offenen Persönlichkeit schrumpfte, immer weniger wurde, bis sie nur noch das kleine Mädchen war, das wehrlos vor dem zu großen Glück stand.

„Ja, wer weiß?", antwortete sie mit einem versucht geheimnisvollen Lächeln auf den Lippen, warf keck den Kopf in den Nacken, nahm das Buch unter den Arm, machte zwei Schritte und warf ihm ihren kurzen Satz über die Schulter noch einmal zu: „Wer weiß?"

Sie musste weg! Noch einen Moment länger und sie wäre in Ohnmacht gefallen.

Es schien ihr wieder, als schwebe sie mehr davon als sie schritt, einen halben Meter über dem Boden.

Erst nach einer halben Stunde im Bus, wo sie immer noch träumend und wie benebelt aus dem Fenster starrte, wurde ihr bewusst, dass er in seinem letzten Satz an sie nicht „zufällig" gesagt hatte.

Gerold hat das Messer gesehen

Sie würde wohl nicht wiederkommen.

Fast alle waren gegangen.

Nur er saß noch auf seinem Platz.

In seinem Rücken räumte man schon herum, schob Stühle, nahm Dekorationen von den Wänden, man machte in jedem Fall kräftig Lärm. Offensichtlich wurde der Saal schon am nächsten Tag für eine andere Veranstaltung benötigt.

Die Schlange der Wartenden vor dem Tisch des Schriftstellers, der Autogramme verteilt hatte, löste sich gerade auf. *Sie* war nicht mehr unter ihnen.

Der Autor steckte seinen Stift in die Brusttasche und sprach mit dem Mann neben ihm, der auf die verbliebenen Bücher auf dem Tisch zeigte.

Gerold erhob sich mit einem Seufzer.

Er hatte auf ihre Rückkehr gewartet, denn sie hatte ihren schönen roten Schirm an ihrem Platz gelassen, also war er sicher gewesen, dass sie zurückkommen würde. Deshalb war er sitzengeblieben.

Er sah sich noch einmal um, ob sie nicht doch als eine der Letzten vielleicht aus der Damentoilette kommen würde?

Aber sie kam nicht.

Schließlich ergriff er den Schirm und ging mit Schritten, die seine Enttäuschung sichtbar ausdrückten, langsam in Richtung Ausgang.

Die Frau hatte ihm gefallen. Sie war vermutlich älter als er, gewiss, aber er hatte ein Faible für reifere Frauen. Das überraschte ihn nicht. Das hatte er schon an sich beobachtet: Frauen gesetzteren Alters schienen auf ihn eine Anziehungskraft zu haben, der er kaum entkam. Keine Großmütter freilich, sondern jene, die nur wenige Jahre lebenskundiger als er selbst waren. Er konnte mit jungen Mädchen, die gleichaltrigen Typen mit langen Haaren und verschlissenen Jeans hinterherliefen, nichts anfangen. Das beruhte auf Gegenseitigkeit: Sie konnten wohl auch nichts mit ihm anfangen, denn er hatte noch nie ein solches Mädchen näher gekannt.

Er hatte sich schon gefragt, ob er einem Ödipuskomplex unterlag, ein Gedanke, der ihn zuerst erschreckt, den er dann aber, nach langem Studium von Literatur zu diesem Thema, als absurd abgetan hatte. Denn er kannte seine Mutter ja nicht einmal! Er war als Waise in einem Heim aufgewachsen. Sein Vater war nie aus Russland zurückgekehrt und seine Mutter bei einem Bombenangriff ums Leben gekommen. Das hatte man ihm gesagt, er selbst konnte sich nicht an seine Eltern erinnern.

Der Altersunterschied hätte also keine Rolle gespielt. Sie waren beide Kriegskinder und hätten bestimmt sehr viel gemeinsam gehabt. Schade.

Dabei war er forsch gewesen, hatte sie angesprochen und versucht, sie in eine Unterhaltung zu verwickeln. Darin war er eigentlich gut. Er konnte in der Regel mit seinen Reden begeistern. Das machte ihn auch in seinem Beruf erfolgreich. Als Vertriebsangestellter der größten Fahrradfabrik der Gegend verstand er es, das Markenprodukt in alle Teile Deutschlands und sogar über die Grenzen hinaus zu verkaufen. Er war der Beste unter allen Verkäufern der Firma, weil Worte schon immer seine Begabung gewesen waren. Er konnte sogar ganze Gesellschaften mit seinen Reden unterhalten. Als Heimkind hatte er, mehr als andere Kinder, eine Erfolgsstrategie entwickeln müssen, eine Stärke, die sein Überleben in der Gemeinschaft gesichert hatte. Seine Begabung zu erzählen hatte ihm schnell die Bewunderung der anderen und einen Platz unter den Anführern im Heim gesichert.

Es war bereits dunkel, als er hinaus an die frische Luft trat. Die Straße war noch nass vom Sturm zuvor. Das Licht der Straßenlaternen spiegelte sich auf dem schwarzen Asphalt.

Er hatte die Frau zu einem kleinen Imbiss und ein Glas Weißwein - es gab guten Weißwein in der Region - in ein Lokal einladen wollen. Er hatte mit ihr über den Vortrag sprechen mögen, in der Tat ein interessantes Thema und die Rede des Autors war gut ausgearbeitet gewesen. Daraus wurde nun nichts.

Er würde den Schirm morgen zum Fundbüro bringen, auf dem Weg in die Firma kam er ohnehin daran vorbei. Es war kein Umstand, aber vielleicht ein Hoffnungsschimmer. Es war ein teurer Schirm. Bestimmt würde sie ihn vermissen und vielleicht dort nachfragen. Er konnte seine Adresse hinterlassen und möglicherweise würde sie ihm danken? Eine lange Kette an Konditional, dachte er, aber wenn er es nicht tat, würde es nicht einmal die geben. In den Jahren seiner Vertriebstätigkeit hatte er gelernt, dass man nie aufgeben durfte.

Am nächsten Morgen schien der Himmel kein Wässerchen zu trüben. Er wölbte sich azurblau über der Stadt und lud förmlich zu einem Spaziergang ein. Er war eine halbe Stunde früher als gewöhnlich aufgestanden und beschloss nun, durch den Blick hinaus auf den Park vor seinem Fenster im zweiten Stock animiert, zu Fuß in die Firma zu gehen. Er wollte heute nicht den Bus nehmen, wie er das sonst tat.

Er klemmte seine Mappe unter den Arm, ergriff den roten Schirm und schloss doppelt hinter sich ab. Das Guckloch der Tür gegenüber verdunkelte sich kurz. Wie jeden Morgen, und übrigens auch jeden Abend, beobachtete die Nachbarsfrau durch den Spion, wer sich im Treppenhaus bewegte.

„Guten Morgen!", grüßte er freundlich hinüber und lüpfte seinen Hut. Er mochte den Hut nicht. Hüte entwickelten in diesen Tagen einen schlechten Ruf, wurden zum bespötteln Objekt auf der Hutablage in Autos, deren Fahrer als unfähig und langsam galten. Er war weder das eine noch das andere. Aber als Utensil seines Arbeitsanzuges war es Pflicht, einen solchen zu tragen. Die Firma bestand auf gediegener Kleidung.

Hinter der Nachbarstür entfernten sich knarrende Schritte auf alten Holzdielen. Er ging feixend die Treppe hinunter. Bisher hatte er immer so getan, als bemerke er ihr heimliches Spionieren nicht. Es war das erste Mal, dass er sie auf diese Weise bloßgestellt hatte. Ob sie es an diesem Abend wieder versuchen würde?

Vogelzwitschern und Sonnenschein begrüßten ihn, als er den Weg in den Park einschlug. Er ging zügig, in Gedanken an die Termine des bevorstehenden Arbeitstages. Er musste mit seiner Sekretärin sprechen. Sie hatte im letzten Angebot gleich drei Tippfehler hinterlassen. So konnte er es auf keinen Fall unterschreiben! Sie musste es nochmals abtippen. Das würde sie lehren, in Zukunft sorgfältiger zu arbeiten.

Er folgte dem mäandernden Pfad aus knirschendem Kies, der schließlich zu dem gepflasterten Hauptweg im Park führte. Im Rasen links und rechts seines Weges waren mehr kleine Schilder auf einem Holzfuß gepflanzt als Blumen. Er las *Betreten verboten* ganze sieben Mal, bevor er den kleinen Spielplatz im Zentrum des Parks erreichte.

Eine Gruppe junger Leute stand dort zwischen den Geräten, an denen zu dieser frühen Stunde keine Kinder spielten. Ein paar der Jugendlichen saßen rauchend auf der Lehne einer Parkbank, mit den Füßen auf der Sitzfläche, die anderen standen darum herum, keiner von ihnen älter als vierzehn oder fünfzehn.

Erst als er näherkam, begriff er, was sich dort abspielte. Einer in Lederjacke und einem Gesicht, das eine Laufbahn als

Verbrecher vorhersagte, hielt einem Anderen von hinten ein langes Messer so eng an die Kehle, dass dieser sich ernsthaft verletzen konnte, sobald er nur die kleinste Bewegung vollzogen hätte.

Gerold überlegte nicht eine Sekunde.

Er machte einen entschiedenen Schritt auf die Gruppe zu und sagte im Ton des Vorgesetzten und von einer Strenge, die er in seinen Heimtagen selbst oft genug erfahren hatte: „Wirst du wohl das Messer weglegen! Sofort!"

Die Jugendlichen fuhren überrascht herum. Sie hatten ihn gar nicht kommen sehen. Der Übeltäter ließ von seinem Opfer ab und hielt das Messer etwas unschlüssig in der Hand.

„Wir haben doch nur …", versuchte einer aus der Gruppe eine Verharmlosung des Geschehens.

Doch Gerold fuhr ihm über den Mund.

„Nur was?", fuhr er den Sprecher an, „Ihr wisst vor lauter Blödsinn in euren Köpfen nichts Dümmeres als das zu tun?! Schaut, dass ihr wegkommt! Bagasche!"

Die jungen Leute waren so perplex über sein Eingreifen, dass sie sich tatsächlich in Bewegung setzten und davontrollten. Er schaute ihnen eine Weile kopfschüttelnd hinterher.

Er hatte im Heim auch allerhand gewalttätige Dinge erlebt, da war niemand mit Glacéhandschuhen angefasst worden, da hatte auch das Recht des Stärkeren gegolten. Jedoch so etwas wäre nicht möglich gewesen! Allein schon deshalb nicht, weil sie keine Messer gehabt hatten, und wenn, dann wäre es dem Besitzer eines solchen übel ergangen. Da war es eher die Heimleitung gewesen, vor der man sich hatte in Acht nehmen müssen, nicht die Gefährten. Im Heim war Gewalt eine Überlebensstrategie gewesen, was zwar nicht angenehm, aber irgendwie nachvollziehbar war. Diese Jugend von heute entwickelte eine Hemmungslosigkeit, die er nicht verstand. Sie schienen zu gedankenloser Gewalt fähig. Das war beunruhigend, denn sie richtete sich scheinbar ziellos gegen alles und jeden.

Er ging weiter seines Weges, fragte sich, ob sein Einmischen ausreichend gewesen war. Vielleicht hätte er dem Kerl das Messer wegnehmen sollen? Wohlmöglich wiederholte der seine Tat ein paar Schritte weiter hinter dem nächsten Busch? Warum hatte er das nicht getan? Er hatte den Impuls gehabt, aber dann doch keine Handlung folgen lassen. Etwas hatte ihn zurückgehalten.

Mit diesem Gedanken kam er vor dem Fundbüro an. Die Tür war verschlossen. An der Scheibe erklärte eine handgeschriebene Tafel, dass am Vormittag, aufgrund der Versteigerung der verbliebenen Fundstücke das Büro ausnahmsweise geschlossen sei. Er würde also nach Feierabend noch einmal hierherkommen müssen, um den Schirm abzugeben.

Gerold wendete sich von der Tür ab.

Vermutlich hatte er doch richtig gehandelt, nahm er seine Gedanken von kurz zuvor wieder auf. Schließlich konnte er einem Fremden nicht einfach sein Eigentum abnehmen. Dazu hatte er kein Recht. Der hätte sich vermutlich auch zur Wehr gesetzt und am Ende ihn noch angegriffen. Der Kerl hatte ein verschlagenes Gesicht gehabt. Der war zu allem fähig!

Die letzten zwei Kilometer musste er entlang der Hauptverkehrsader der Stadt laufen. Er ging schneller als nötig. Die vorbeifahrenden Autos suggerierten dem Fußgänger Langsamkeit.

Er hatte gut gehandelt, befand er dann auf halbem Wege. Er hatte Zivilcourage bewiesen, war nicht tatenlos und schweigend vorbeigegangen. Er hatte das getan, was die meisten seiner Mitmenschen bestimmt nicht gewagt hätten. Nicht, angesichts der Waffe in der Hand des Gegenübers! Freilich nur, weil er nicht darüber nachgedacht hatte. So ehrlich war er vor sich selbst, das einzugestehen. Er hatte aus einem Impuls heraus gehandelt. Aber es adelte ihn dennoch, fand er schließlich. Die Initiative, das Richtige zu tun, hatte er immerhin gehabt.

Als er in seinem Büro ankam, brachte ihm seine Sekretärin wie jeden Morgen sofort eine Tasse Kaffee und legte ihm die Unterschriftsmappe vor. Doch anstatt sie zu rügen, wie er es vorgehabt hatte, ging er mit dem heißen Getränk ins Nebenbüro zu seinem Kollegen.

Drei der fünf Vertreter standen dort zusammen und unterhielten sich, sein Kollege hinter seinem Schreibtisch, jeder mit einer Tasse duftendem Kaffee in der Hand.

Kaum entstand eine kleine Lücke im Gespräch, das in erster Linie über das letzte Fußballspiel ging, gab Gerold zum Besten, was er an diesem Morgen erlebt hatte. Er malte die Geschichte weitläufig aus, beschrieb die Stimmung im Park und dann die Züge des Übeltäters, haarklein, bevor er zu seinem mutigen Eingreifen kam.

„Bist du wahnsinnig?!", unterbrach ihn einer seiner Kollegen, als hätte er soeben davon gesprochen zur Konkurrenz zu wechseln. „Der hätte dich abstechen können!"

„Ich hätte ihm das Messer wegnehmen sollen", entgegnete Gerold unabhängig dieser Reaktion.

„Dann hätte er dich gewiss abgestochen."

Diese trockene Aussage kam hinter dem Schreibtisch hervor und war im Brustton der Überzeugung, der keinen Zweifel daran zuließ, in den Raum gestellt.

„Die jungen Leute heutzutage haben einfach keine Erziehung mehr. Denen geht es zu gut! Noch keinen Tag gearbeitet, aber großkotzig Forderungen stellen", pflichtete einer der Stehenden bei, obwohl das Geschilderte wenig mit dieser Feststellung zu tun hatte.

Er war der Älteste der Runde, hatte den Krieg mitgemacht, als 17-jähriger an der Front gekämpft. „Jeden Tag sieht man es im Fernsehen, wie sie die Leute umbringen! Rechtschaffene Personen, die dieses Land wieder aufgebaut haben. Und diesen Verbrechnern errichtet man sogar noch ein bequemes Gefängnis! Keinen Pfennig Steuergeld würde ich für die ausgeben! An die Wand stellen, sage ich! Basta. Da wäre gleich Ruhe. So etwas hätte es früher nicht gegeben!"

Die jüngeren Kollegen schwiegen. Wie immer, wenn er von dieser früheren Zeit sprach, denn sie hatten den Krieg nur als Kinder und zum Ende hin miterlebt. Sie konnten nicht mitreden. Sie waren zu jung gewesen, um eingezogen zu werden, obwohl sie mit *Juchhe* gefolgt wären. Obschon sie nur wenige Jahre älter waren als die politisch gewalttätigen Terroristen, die mit der Rede gemeint waren und stellvertretend für die gesamte Jugendgeneration standen, stimmten sie in diesem Urteil völlig überein.

„Das ist das Problem", meinte schließlich der Vierte im Bunde. „Weil die Politik nichts tut, bleibt es an den kleinen Leuten hängen. Und die werden dann unschuldig abgemurkst. Du riskierst dein Leben und der Mörder geht in ein bequemes Gefängnis mit Fernsehen und allem Luxus. Nach ein paar Jahren ist der wieder draußen. Du aber, du bist tot."

Mit dem letzten Satz hatte er sich Gerold zugewendet und ihm mit heruntergezogenen Mundwinkeln zugenickt, wie um seine Aussage zu unterstreichen.

Gerold trank seinen Kaffee aus, um nicht antworten zu müssen. Seine Geschichte hatte nicht die von ihm erwartete Reaktion hervorgerufen. Er stellte die leere Tasse auf dem Tablett ab, das das Mädchen zum Abservieren dagelassen hatte, und wendete sich zur Tür.

„Treffen wir uns heute Abend noch auf ein Bier?", fragte einer der Kollegen in die Runde, weil alle anderen es Gerold gleichtaten.

Gerold schüttelte den Kopf: „Heute nicht. Ich muss noch etwas erledigen. Aber morgen Abend, gerne!“

Sie vereinbarten somit für den Abend des nächsten Tages ein Treffen in ihrer Stammkneipe um die Ecke.

Zum Feierabend - er hatte den Tag ausnahmsweise im Büro und nicht bei Kunden verbracht, sich mit Angeboten beschäftigt, und bei dieser Gelegenheit auch seiner Sekretärin gehörig den Kopf gewaschen - ging er pünktlicher als sonst. Er musste die Öffnungszeiten des Fundamtes berücksichtigen.

Er heftete heimlich seine Visitenkarte der Firma mit einer Büroklammer an eine Innenstrebe des Schirms. Mittlerweile war er überzeugt davon, dass die Frau beim Fundbüro nachfragen würde. Es war ein teurer Schirm.

Er stempelte seine Zeitkarte an der Uhr am Ausgang des Firmengebäudes kurz vor vier Uhr. Zum Fundamt waren es nur wenige Minuten. Wenn er zügig lief, sollte er es geradeso schaffen. Er hätte auch etwas früher gehen können, aber das hätte eine offizielle Begründung erfordert, selbst für ihn als Verkäufer, der ständig unterwegs war. Die Firma kontrollierte haarklein die Anwesenheitszeiten der Mitarbeiter. Jahrelange Treue und persönliche Gegenwart wurden sehr geschätzt.

Er lief also eiligen Schrittes, die Augen auf das Gebäude am Ende der Straße fixiert. Er schaute weder in die Schaufensterauslagen noch in die Gesichter der Passanten.

Auf halbem Wege trat ein junger, südländisch aussehender Kerl aus einer Kneipe direkt vor ihm auf die Straße. Eine Schänke, die er mit seinen Kollegen nie frequentierte, weil dort Ausländer verkehrten, die neuen Fremden, die sich seit einigen Jahren hier niederließen. Nachdem die Italiener und Griechen sich mit Eisdielen, Restaurants, Pizza und Gyros erfolgreich integriert hatten, bildeten nun die Türken das Ziel des distanzierten Argwohns.

Der junge Typ in schwarzer Lederjacke war wie jener, den er an diesem Morgen mit Messer im Park getroffen hatte, kein Kind mehr, aber auch noch kein Mann. Er blieb nur wenige Schritte vor ihm stehen und zündete sich eine Zigarette an.

Gerold musste einen Schritt zur Seite machen, um an ihm vorübergehen zu können, was er mit ein wenig Unmut tat, denn er empfand, dass der Jüngere es hätte tun müssen.

Just in diesem Augenblick kam ein zweiter Südländer aus der Tür, ein älterer, und der hatte ein Messer in der Hand. Mit einem Schritt war er bei dem Jugendlichen und stach urplötzlich auf diesen ein.

Gerold sprang entsetzt zur Seite.

Der junge Mann hielt sich seinen Arm, der von dem Messer gestreift worden war und dank der Lederjacke nicht sehr verletzt schien. Er wendete sich dem Aggressor zu. Er schien weder Angst noch Schrecken zu empfinden, schrie ihn in seiner Muttersprache an, schubste den Älteren kräftig weg, brüllte wie ein verletztes Tier, als sei der Kratzer an seinem Arm eine lebensgefährliche Wunde.

Passanten blieben stehen und bildeten einen geräumigen Kreis um die beiden Kontrahenten. Das Geschrei holte sogar die zurück, die schon ein paar Schritte weiter gewesen waren. Keiner der Umstehenden bewegte sich mehr, alle starrten auf die beiden Ausländer.

Der Jüngere machte noch einen wütenderen Schritt auf den Älteren zu und schubste ihn mit Worten und dem gesunden Arm nach hinten weg. Der Ältere ließ sich auch ein paar Schritte abdrängen, machte aber dann eine unerwartet heftige Bewegung, schob den Jüngeren wieder zurück. Dabei blitzte wieder etwas Metallenes auf.

Der Jüngere schaute mit einem geradezu ungläubigen Blick einen Moment lang in die Augen des anderen, sackte dann kurz zusammen und hielt sich mit dem gesunden Arm seinen Bauch. Ungläubig schaute er auf seine Hand, rot von Blut. Sein Blut.

Er kam nicht mehr dazu, sich zu schützen. Das Messer hagelte auf ihn nieder wie tausend Messer. Seine spitze Klinge stach ungezielt und heftig, was immer sie traf: Seine Hand, nochmals seinen Arm, seinen Hals, seine Rippen, nochmals seinen Bauch, seine Hüfte.

Er fiel zu Boden. Aber der Ältere ließ sich davon nicht abhalten, weiter auf ihn einzustechen. Da das Opfer sich nun noch wehrloser zu dessen Füssen krümmte, trafen die Stiche dessen empfindliche Flanken. Gnadenlos.

Eine Passantin schrie laut auf.

Die umstehenden Männer waren zu Wachsfiguren erstarrt. Niemand reagierte, niemand bewegte sich, niemand griff ein. Aber das Entsetzen stand allen ins Gesicht gemeißelt.

Der Wirt kam aus der Tür gerannt. Er riss den Älteren an der Schulter herum. Der stand plötzlich still, als hätte man ihm den Stecker gezogen. Mit dem blutigen Messer in der Hand. Er schaute stumm auf sein Werk.

Der Wirt schrie ihn an, in Deutsch, obwohl auch er ein Landsmann war. Er wollte, dass man ihn verstand, dass die umstehenden Deutschen zuhörten.

„Bist du verrückt!?", brüllte er. „Das ist dein Sohn!"

Der Ältere wendete den Kopf zu Seite und schaute den Wirt an. Er ließ das Messer zu Boden fallen, wo es direkt neben dem blutenden Jungen liegenblieb. Eine rote Lache breitete sich langsam fließend über das Pflaster.

Ein Raunen hob unter den Umstehenden an. Hände wurden an erschrockene Münder geführt, Augen aufgerissen, Gott wurde gedankenlos mit Standardsprüchen des

Entsetzens ins Spiel gebracht. Aber noch immer bewegte sich niemand.

Der Junge auf dem Boden röchelte.

Zwei Männer aus der Kneipe kamen herbei und hielten den Vater jeweils an einem Arm, unklar, ob sie ihn von der Flucht oder dem Weitermachen abzuhalten versuchten. Der Wirt kniete neben dem Jungen nieder, hielt dessen Kopf und sprach mit Worten auf ihn ein, die dem Klang nach beruhigend wirkten.

Aus der Ferne hörte man ein Martinshorn. Es kam schnell näher. Noch immer standen die Passanten unbeweglich.

Gerold umklammerte unbewusst den roten Schirm mit einer Heftigkeit, dass er damit die Streben ein wenig verbog. Er schaute nach links, dann nach rechts, wendete den Kopf, als erwache er soeben aus einem Tiefschlaf und wüsste nicht recht, wo er war.

Er drehte sich auf dem Absatz um und eilte in Richtung des Eingangs zum Fundbüro. Gerade als das Sanitätsauto vor der Menschenansammlung zum Stehen kam und ein Polizeiwagen um die Ecke bog, trat er in den Eingang.

Am nächsten Morgen las er in der Zeitung, dass der Junge seinen Verletzungen erlegen war. Der Artikel berichtete von einem Familiendrama. Der Junge hatte seinen Vater, der das letzte Geld der Familie in der Kneipe verjubelt hatte, nach Hause holen wollen. Ein langer Absatz war der Tatsache gewidmet, dass keiner der zahlreichen Passanten eingegriffen hatte.

In der Firma sprachen später alle über die Feigheit dieser Leute, die der allgemeinen Meinung nach als tatenlose Zuschauer eines Mordes auf offener Straße ein härteres Urteil verdienten als der Mörder selbst.

Gerold sagte nichts dazu.

Was sollte er auch sagen? Dass er einer jener Zeugen war? Dass er vielleicht reagiert hätte, wenn der Jüngere der Gewalttätige gewesen wäre, weil er das eher erwartet hätte? Wenn nicht ausgerechnet seine Kollegen am Vormittag desselben Tages sein spontanes Einschreiten im Park kritisiert hätten? Wenn er mit den Gedanken nicht bei dieser Frau mit dem Schirm gewesen wäre?

Was hätte es geändert?

Immer wieder sah er diese furchtbare Szene vor seinen Augen. Nachts konnte er kaum schlafen, las bis spät in die Morgenstunden des nächsten Tages, ohne jedoch den Inhalt der Zeilen aufzunehmen. Aber es war gleichgültig, so lange er nur die Augen offenhielt und sich die schrecklichen Bilder nicht in seine Träume drängten. Erst, wenn die Müdigkeit so groß war, dass er in einen beinahe ohnmächtigen Schlaf fiel, vermochte er ein wenig Ruhe zu finden.

Esther geht zu Fuß nach Rom

Esther war etwas bucklig geworden. Das kam vom jahrelangen Sticken. Im Laufe ihres Lebens hatte sie alles aus Stoff mit Ornamenten versehen. Kissen, Decken, Tischdecken, Servietten, Bettlaken; es gab in der Wohnung nichts, was nicht von ihr verziert worden war.

Sobald Heinz des Morgens das Haus verlassen hatte, hatte sie die Wohnung geputzt, die Betten gemacht, hatte Einkäufe eingeholt, mit der Nachbarin ein paar Worte gewechselt und das Abendessen vorbereitet. Doch da die Wohnung in der Stadt nicht geräumig war, mit einem kleinen Balkon, wo sie im Sommer Geranien pflanzte, war sie mit ihrer täglichen Arbeit immer schnell fertig gewesen.

Schließlich hatte sie sich eine Beschäftigung gesucht und Sticken war eine sehr meditative Beschäftigung. Dabei musste man sich konzentrieren, zählen, präzise sein, Details im Auge behalten und konnte dennoch die Gedanken ziehen lassen. Manchmal hatte sie darüber so die Zeit vergessen, dass sie gerade im letzten Moment das Abendbrot auf den Tisch gebracht hatte, bevor Heinz wieder nach Hause gekommen war. Die Frauen im Katholischen Bund, die sie jeden Dienstag regelmäßig traf - angefangen hatte sie das nur, weil Heinz zeitgleich zu den Skatspielern gegangen war - bewunderten ihre Arbeiten.

Seitdem ihr Mann vor über drei Jahren verstorben war, hatte sie jedoch die Freude an der Handarbeit verloren. Es erschien ihr auf einmal eine sinnlose Tätigkeit. Sie stellte fest, dass es sein Lob gewesen war, der Moment, an dem sie ihm das fertige Produkt präsentiert hatte, was ihr Antrieb gegeben hatte. Freilich hatte er davon nichts verstanden, selbst nach Jahren nicht, war immer erstaunt gewesen, obwohl er abendelang neben ihr vor dem Fernseher gesessen und die Entstehung quasi miterlebt hatte.

Es war wohl eher ihre Ausdauer, die er geschätzt hatte, denn er hatte immer wieder betont, wie schön er es fand, dass sie ihre Zeit nicht mit dummem, nachbarlichem Getratsche verplemperte, wie es seiner Meinung nach so viele Frauen taten. Seine Anerkennung fehlte ihr nun und nicht einmal die Frauen aus dem Katholischen Bund konnten sie ersetzen.

Die Trauerzeit war längst vorüber, aber noch immer war sie völlig aus dem Tritt. Es war nicht so sehr der Kummer über den Verlust ihres Mannes selbst, der sie lähmte, das zu verarbeiten half ihr ihr christlicher Glaube. Es war vielmehr die fehlende Routine, die ihr den Halt raubte. Sie war es gewohnt, die Tage alleine zu verbringen. Doch nun hatten sie keinen Rahmen mehr, keinen Anfang und kein Ende. Und ohne die Freude am Sticken war die Zeit leer und ohne Ziel.

Am Schlimmsten war jedoch die Stunde des Feierabends, zu der Heinz für gewöhnlich aus dem Amt gekommen war. Sie hatte sich dabei ertappt, zu dieser Stunde nun häufig manche der zahlreichen Dinge aus dem Schrank zu zerren, die er aus dem Fundamt ersteigert hatte.

Es war ein Hobby gewesen, das sie nie ganz verstanden hatte, doch sie hatte ihn immer dafür bewundert. Nicht selten hatte er für ein paar Mark wertvolle Dinge ersteigert, und oft hatte er dabei an sie gedacht.

Einmal hatte er eine goldene Armbanduhr für sie erstanden, die aber die meiste Zeit in der Schatulle lag, weil es kaum einen Anlass gegeben hatte, sie zu tragen. Das letzte Mitbringsel war ein roter Damenschirm gewesen, weil ihr alter Schirm bei einem Sturm kaputtgegangen war. Sie hatte ihn seither noch nicht benutzt, doch schon bald würde sie

Verwendung für ihn haben, denn das Schicksal war gnädig mit ihr.

Es war ihr wie eine Rettung erschienen, dass der Frauenbund in dieser für sie schwierigen Zeit eine Reise nach Rom plante. Eine Reise in selbstverständlich gläubigem Rahmen, an der auch die Ehemänner teilnehmen durften. Man wollte mit dem Bus in die Toskana fahren und von dort in kleinen Etappen zu Fuß von Siena über Viterbo nach Rom laufen. Der Schirm würde Esther Schutz gegen Regen und Sonne sein und außerdem eignete er sich hervorragend als Wanderstock.

Sie hatte sich sofort angemeldet, obwohl sie wenig geübt war im Wandern und auch keine entsprechende Ausrüstung besaß. Heinz war in seinem Herzen ein Nordlicht gewesen. Jedes Jahr waren sie an die Nord- oder Ostsee gefahren, hatten Wattwanderungen gemacht oder im Strandkorb gelesen - er ein Buch, sie Illustrierte - und hatten auf die Wellen und die vorbeillaufenden Menschen geguckt. Es waren schöne Urlaube gewesen, doch alleine wollte sie dahin nun nicht mehr reisen.

Sie war nie im Ausland gewesen. Doch es war nicht der Reiz in ein anderes Land zu fahren, der sie zu der Anmeldung animiert hatte, es war die Aussicht auf Gesellschaft.

Zunächst war das Interesse der Frauen groß gewesen. Dann sagte eine nach der anderen ab, aus unterschiedlichen Gründen, bis zu guter Letzt nur noch eine Handvoll Namen auf der Liste stand. Darunter ausgerechnet eine Frau, mit der sie bisher nur wenig Kontakt gesucht hatte, weil ihr deren Charakter gar nicht lag. Die sprach über sich selbst immer nur aus der Perspektive ihres Gatten: Gustav meint, Gustav sagt, Gustav sieht das so oder so, und was Gustav durch sie äußerte war stets das Gegenteil dessen, was Heinz vertreten hatte.

Aber selbst das hielt Esther nicht davon ab, an ihrer Teilnahme festzuhalten. Da waren schließlich noch andere, an die würde sie sich eben halten.

Schließlich waren es nur drei Ehepaare und sie selbst, die die Reise antraten. Gustav war mit von der Partie. Ausgerechnet er hatte sich als der erfahrenste Pilgerexperte herausgestellt. Er hatte den Spanischen Jakobsweg absolviert, und zwar alleine und die gesamten achthundert Kilometer von Frankreich nach Santiago di Compostela. Er hatte alle in der Gruppe hinsichtlich Ausrüstung beraten und die Reise größtenteils organisiert.

„Zehn Kilo sind zu viel, Esther!", mahnte er sie, als sie mit ihrem Rucksack in den Bus einstieg. Er hatte es ihr bereits mehrfach gesagt.

„Es sind nur noch neun!", behauptete sie, obwohl es gelogen war. „Ich habe wirklich nur das Nötigste dabei, wie du gesagt hast."

„Du wirst schon sehen!", warf seine Frau Gerlinde von ihrem Sitzplatz ein.

Esther ging wortlos an ihr vorüber auf ihren Platz zwei Reihen hinter Gerlinde.

Auf der anderen Seite saßen Hans und Grete. Die sahen auch ein wenig so aus, wie man sich Hänsel und Gretel aus dem Märchen vorstellte, nur erwachsener. Sie waren einfache Leute, und Grete war Esther tausendmal lieber als die siebengescheite Gerlinde.

Esther stellte ihren Rucksack auf den Platz neben sich. Ihren roten Schirm packte sie in das Gepäcknetz des Buses.

Die Fahrt verlief problemlos. Man übernachtete auf halber Strecke und erreichte Siena am frühen Nachmittag des darauffolgenden Tages. Die drei Männer der Reisegruppe halfen Esther in den Pausen abwechselnd aus und in den Bus und waren großzügig mit Ratschlägen auf Esthers Fragen zu der bevorstehenden Wanderung. Sie genoss die männliche Beachtung. Aber je hilfsbereiter sich die Ehemänner gaben, umso vehementer forderten deren Frauen Unterstützung in eigenen Angelegenheiten, allen voran Gerlinde. Und das war das Ende jeder freiwilligen Hilfsbereitschaft von dieser Seite.

Für den nächsten Tag hatte Gustav eine Stadtbesichtigung in Siena organisiert. Alle gingen deshalb früh zu Bett, denn Gustav hatte angeordnet, dass man sehr früh aufbrach.

Nach dem Rundgang aß man gemeinsam zu Mittag und kehrte zurück ins Hotel. Die Ehepaare zogen sich zu einem Nickerchen zurück, also legte sich auch Esther zur Ruhe.

Als sie nach zwei Stunden wieder die Aula des Hotels betrat, fand sie niemanden der Gruppe vor. Sie wartete über eine halbe Stunde, dachte, dass irgendwann schon einer von ihnen erscheinen würde. Aber es kam niemand. Schließlich fragte sie den Mann an der Rezeption und der teilte ihr mit, dass alle, jedes Paar für sich, nach und nach noch einmal in die Stadt gegangen waren.

Esther war enttäuscht. Warum hatte man ihr nichts von diesen Plänen gesagt? Beinahe verloren stand sie mitten in der Empfangshalle und spielte eine Weile mit ihren Händen. Dann schulterte sie ihre faltbare Umhängetasche, die sie in einer Seitentasche des Rucksacks und entgegen Gustavs Rat doch darin verstaut hatte und ging in ein Eiscafé gleich neben dem Hotel.

Dort setzte sie sich an einen Tisch, bestellte eine Portion Pistazieneis mit Sahne als Stärkung für ihre Nerven und auch für die bevorstehenden Mühen der kommenden Wochen. Jeden Tag zwanzig Kilometer mit all seinem Hab und Gut auf dem Rücken zu laufen, das war kein Pappenstiel.

Während sie das köstlich schmeckende Eis löffelte, beobachtete sie, wie sie das früher mit Heinz immer getan hatte, die Menschen auf der großen *piazza*[1], die wie eine Muschel in einem Punkt zentral zulief. Eine durchaus unterhaltsame und interessante Beschäftigung, wenn sie auch bevorzugt hätte, entlang der schönen Schaufenster italienische Mode zu betrachten, so wie die anderen. Aber sie hatte nie guten Orientierungssinn bewiesen und fürchtete, sich alleine in der fremden Stadt zu verlaufen.

Heinz hatte sie deswegen oft ausgelacht. Einmal war er während eines Stadtbesuches in Hamburg, wo sie auf der Rückreise von der Ostsee zwei Tage Halt gemacht hatten, im Zick-Zack, völlig unsinnig wechselnd nach rechts, dann nach links, dann wieder nach rechts durch die Straßen gelaufen und sie war ihm blind gefolgt, ohne sich zu wundern. Bis sie wieder an derselben Brücke angekommen, wo sie losgelaufen waren. Selbst das hatte sie nicht bemerkt. Er hatte den Kopf geschüttelt und gesagt, sie würde sich selbst im Stadtpark noch verlaufen, und das sogar mit Plan. Denn Straßenkarten konnte sie auch nicht lesen.

Sie wischte sich eine Träne aus dem Auge und lief, sobald sie ihr Eis gegessen hatte, auf direktem Weg zurück ins Hotel.

Zur Abendessenzeit ging sie noch einmal in die Hotellobby, doch da noch immer keiner der anderen zurückgekehrt war, ging sie missmutig wieder in ihr Zimmer und legte sich hungrig ins Bett.

Am nächsten Morgen ging sie zeitig hinunter zum Frühstück. Gustav hatte geplant, den Stadtbus bis an den Rand Sienas zu nehmen und von dort loszulaufen.

Während die anderen mit bereits geschulterten Rucksäcken zum Frühstück erschienen, musste Esther noch einmal zurück in ihr Zimmer. Sie hatte noch nicht gepackt. Wieso hatte man ihr das nicht gesagt?

---

[1] Ital. (Markt)platz

Eilig warf sie ihre Sachen in den Ranzen. Dabei musste sie mit Schrecken erkennen, dass sie den Schirm im Bus im Gepäcknetz vergessen hatte. Heinz' letztes Geschenk an sie! Aufgelöst eilte sie die Stiegen hinunter in die Lobby, wo Gerlinde lautstark erklärte, dass Gustav den Betrag bereits von Lira in Deutsche Mark umgerechnet hatte. Auf Heller und Pfennig. Die anderen sollten aufpassen, dass man sie nicht übers Ohr haute.

„Ich habe meinen Schirm im Bus vergessen!", rief Esther, noch auf den letzten Stufen.

Sechs Köpfe und der Hotelangestellte wendeten sich ihr zu und hielten in dem inne, was sie gerade jeweils getan hatten.

„Es ist mein Wanderstock! Den brauche ich doch!", redete Esther weiter, Tränen in den Augen und Panik in der Stimme. „Was mache ich denn jetzt?!"

Nach längerem Beraten und mit einigem unsinnigen Diskutieren darüber, ob man einen Schirm auf der Wanderung überhaupt benötigte, entschied Gustav, dass man einen neuen Spazierstock besorgen würde.

Esther war dadurch nicht getröstet, musste sich aber dareinfinden, denn es leuchtete ein, dass man in dieser Lage nichts anderes tun konnte.

Die ganze Sache hatte den Start der Wanderung um eine halbe Stunde verzögert und man verlor noch eine weitere Stunde, weil der nächste Bus eine andere Route fuhr als der, den Gustav geplant hatte zu nehmen. Der wäre direkt an den Ausgangspunkt gefahren.

Endlich lief man frischen Mutes los.

Nach der bitteren Erfahrung des Vortages heftete sich Esther an die Fersen Gustavs, der allerdings einen so forschen Schritt zutage legte, dass sie bald zurückfiel. Gerlinde hielt mit, auch wenn sie sichtbar Mühe hatte zu folgen. Doch ihr

Blick zurück zu den anderen vermittelte stets eine andere Botschaft, eine die sagen wollte: Wo bleibt ihr denn?

Hans und Grete gingen gemäßigteren Schrittes und so gesellte sich Esther an deren Seite. Das dritte Paar, Paul und Liese, war noch langsamer. Sie bildeten das Schlusslicht, weil sie an jeder Blume und jedem Gesträuch stehenblieben und botanische Diskurse führten.

Esther befand ihre Position in der Mitte der Gruppe als eine gute. Die wollte sie um jeden Preis beibehalten, denn so konnte sie nicht vom Weg abkommen und lief auch nicht Gefahr, verloren zu gehen.

Nur sprachen Hans und Grete wenig. Sie liefen einfach vor sich hin. Esther fühlte sich geradezu genötigt die Stille zu füllen. Sie beklagte den Verlust ihres Schirmes, den sie in der Tat körperlich zu spüren glaubte. Alle anderen hatten einen Spazierstock, der sie stützte. Da war es ein Leichtes, frisch und frei vor sich hinzulaufen! Sie musste den schweren Rucksack ohne diese Hilfe schultern.

Daraufhin begann Hans, verschiedene Stecken am Wegesrand aufzuheben und zu prüfen, ob sie sich als Spazierstock eigneten. Er warf mehrere davon wieder weg, bis er endlich mit einem Fund zufrieden schien. Er befreite den erwählten Stock von Moos und kleinen Ästen, rieb ihn mit einem Taschentuch etwas glatt und reichte ihn Esther hin.

Sie probierte ihn mit der Ernsthaftigkeit einer Kundin, die bemüht ist, herauszufinden, ob das Produkt auch wahrlich den Versprechen des Verkäufers gerecht wird. Grete lächelte ihr aufmunternd zu.

„Er ist ein wenig zu lang für mich", sagte Esther nach einer Weile. Wie um ihre Aussage zu unterstreichen stolperte sie über einen Stein.

„Nimm für heute meinen! Wir sind auf der *Via Francigena*[2]. Da kommt bestimmt bald ein Laden, wo wir einen Wanderstab für dich kaufen können", sagte Hans.

Aber es kam weder ein Dorf noch ein Geschäft, von einer Stadt ganz zu schweigen.

Gustav und Gerlinde waren bereits weit voraus, nur noch als kleine Figuren am Horizont sichtbar. Paul und Liese gaben in der anderen Richtung dasselbe Bild ab.

An Rast war in dieser Formation nicht zu denken. Wenn Gustav und Gerlinde nicht endlich anhielten, damit sie aufschließen konnten, würden sie sich dazu noch verlieren.

Hans blieb stehen und zog eine Karte aus der Hosentasche, faltete sie auf und zeigte Grete und Esther, wo sie sich ungefähr befanden und wo der Rastplatz sein würde. Dort konnte man auch die Wasserflaschen befüllen. Das war wichtig.

Esther mimte Interesse. Er hätte ihr eines der Schnittmuster aus einem Handarbeitsheft vorhalten können, sie hätte den Unterschied kaum bemerkt. Die Nachricht, noch eine ganze Stunde laufen zu müssen, bevor sie sich ausruhen konnte, raubte ihr schon jetzt letzte Kräfte.

Aber wenn sie den Anschluss nicht verpassen wollte, musste sie sich sputen. Sie durfte nicht das Schlusslicht der kleinen Prozession werden, auf keinen Fall! Das Risiko, verloren zu gehen, war einfach zu groß. Zwar besaß auch sie einen Wanderführer, der im Übrigen alleine ein Gewicht aufwies, das nicht zu unterschätzen war, aber sie war unsicher, wie man ihn gebrauchte.

---

[2] Als Via Francigena, auch Frankenstraße oder Frankenweg, werden im weiteren Sinne die alten Fernstraßen bezeichnet, die Pilger auf ihrem Weg vom Frankenreich oder von England aus über das Gebiet des Frankenreichs nach Rom zur Grabstätte der Apostel Petrus und Paulus nutzten. Oft findet sich dafür auch – auf das Ziel bezogen – die Bezeichnung Via Romea.

Erst gegen fünf Uhr tauchte endlich das Tagesziel Monteriggioni am Horizont auf. Eine mittelalterliche Befestigung, einer Burg gleich. Zu allem Überfluss lag das alte Gemäuer auf dem obersten Punkt eines geradezu abweisend wirkenden Hügels, umgeben von einem Olivenhain, der sich auf den abschüssigen Hängen bis an die Mauern ganz oben schmiegte.

Was ein malerischer Anblick hätte sein können, wirkte auf Esther wie die absichtliche Qual des Wanderers zum Ende eines ohnehin mühsamen Tages. Zu gerne hätte sie einen der Männer gebeten, ihr den Rucksack nach oben zu tragen. Aber sie fürchtete die Häme Gerlindes, die bestimmt etwas in der Art wie „Gustav hat es dir gesagt! Du schleppst zu viel Zeug mit dir!" von sich gegeben hätte. Diese Genugtuung wollte sie ihr nicht lassen. Außerdem trugen die anderen Frauen ihre, wenn auch bestimmt leichtere Last, ohne jedes Murren. So schleppte sie sich tapfer Schritt um Schritt nach oben.

Während die anderen Frauen ihre und die Socken und Unterhosen ihrer Männer im Handwaschbecken auswuschen und zum Trocknen an die Leinen direkt vor den Fenstern aufhingen, warf sie sich, bekleidet wie sie war, aufs Bett. Sie war zu erschöpft um überhaupt noch eine Bewegung zu machen.

Gleich diesem ersten Tag verliefen die folgenden. Auf dem Weg nach San Quirico d'Orcia, berühmt für seinen köstlichen Wein, kamen sie nicht einmal an einem Lokal vorüber. Sie hatten mit einem weichen Weißbrot, belegt mit einer Wurst, die Mortadella hieß und für Esthers Geschmack scheußlich nach Knoblauch schmeckte, vorliebnehmen müssen. Das hatten sie am Wegesrand verzehrt und damit eine nur kurze Mittagspause eingelegt.

Die lange Strecke des darauffolgenden Tages, ohne Wasserstelle nach Radicofani, war landschaftlich wenig ansprechend. Esthers Meinung nach hätte man diese Strecke auch im Bus absolvieren können. Sie hatte es immer wieder gesagt, war jedoch auf taube Ohren gestoßen.

Die vierte Etappe nach Acquapendente, eine Wasserscheide, wie der Name selbst verriet, verlief dann, überraschend für sie selbst, erstaunlich gut. Alle Orte waren, wie das Ende der ersten Etappe, immer auf dem höchsten Punkt einer Anhöhe angesiedelt, ein Verteidigungsvorteil aus alten Zeiten, der den Pilgern der modernen Tage wenig entgegenkam.

Bisher war es ihr trotz ihrer mangelnden Kondition erstaunlich gut gelungen, immer in Zentrum des Trupps zu laufen, umgeben von Personen, die den Weg wiesen, abgeschirmt von anderen hinter ihr, die verhinderten, dass sie zurückfiel und verlorenging.

Immerhin konnte sie abends mehr ruhen als die anderen Frauen, die täglich Wäsche zu erledigen hatten. Sie hatte ausreichend Kleidung zum Wechseln dabei.

Es war drei Tagesetappen vor dem großen Ziel, dass sich bei Esther plötzlich stechende Knieschmerzen einstellten. Sie hatte einem Umweg von sechs Kilometern zugestimmt, weil man ihnen von einer etruskischen Ausgrabungsstätte mit dem Namen Veio[3] erzählt hatte.

Esther begann zu humpeln.

„Eine Blase?“, fragte Paul und machte Anstalten, nach seinem kleinen Verbands-Etui zu kramen.

Esther schüttelte den Kopf und griff sich ans Knie.

---

[3] Veji (heute Veio) war eine wichtige antike etruskische Stadt; sie lag am Cremera, einem Nebenfluss des Tiber. Die Römer drangen schließlich im Jahr 396 v. Chr. durch Verrat durch einen in die Stadt führenden Wassertunnel ein und metzelten die Einwohner nieder.

Die Gruppe blieb stehen und scharte sich um sie. Man versuchte durch Fragen das Problem einzukreisen. Fast schien es, als wären die anderen verwundert, dass die ungeübte Esther erst jetzt Ausfallerscheinungen zeigte.

Greta trug einen Knieschoner am rechten Bein, den sie nun abstreifte. Es war eine Vorsichtsmaßnahme gewesen, weil sie ein schwaches Gelenk hatte, erklärte sie. Aber sie konnte die Stütze bestimmt entbehren, jetzt, da ihre Muskeln eingelaufen waren.

Esther nahm die Hilfe dankend an und bestätigte durch mehrfaches Auftreten des betroffenen Beines, dass es auch tatsächlich half.

„Vielleicht solltest du dich heute lieber schonen und den Bus nach La Storta nehmen?", schlug Gerlinde vor. Sie schaute dabei nach Beistimmung haschend in die Runde.

Esther schüttelte vehement den Kopf. Seit Tagen hatte sie vorgeschlagen, man sollte es sich leichter machen, nicht alles erzwingen, auch mal den Bus nehmen. Nie hatte man auf sie gehört! Nicht ein einziges Mal! Und nun wollte Gerlinde sie alleine in einen solchen setzen! Schon die Vorstellung, ohne die anderen einen Bus zu nehmen, in einem fremden Land, dessen Sprache sie nicht verstand, weiß Gott wohin und dann wohlmöglich die Stelle zu verpassen, an der sie aussteigen musste, versetzte sie in Aufruhr. Wie konnte Gerlinde ihr das zumuten! Dass sie gerade jetzt auf so einen Gedanken kam, passte zu ihr!

„Ich werde eine Schmerztablette nehmen!", entschied Esther und richtete sich auf.

Sie hatte eine griffbereit in der Hosentasche, warf sie in den Mund und trank die Hälfte ihrer Wasserflasche nach. Sie schraubte den Deckel energisch zu. Sie wollte Gerlinde damit ihren unangemessenen und unverschämten Vorschlag vor Augen führen.

Sie hängte sich die Flasche wieder um und schaute aufmunternd in die Runde: „Auf geht's!"

„Das ist sehr unvernünftig!", befand Gerlinde, lief aber dann auch hinter allen anderen her, die bereits ungeduldig aufgebrochen waren und nichts weiter dazu sagten.

Die Schmerztablette zeigte schnell Wirkung. Esther marschierte kraftvoll vor sich hin. Sie wollte und würde Gerlinde Lügen strafen! Die Wut über deren permanente Rechthaberei verlieh ihr ungeahnte Energie.

„Was macht dein Knie?", fragte Gerlinde, als sie am Ende des Tages die Schlüssel für ihre Zimmer in einer kleinen Pension in La Storta entgegennahmen.

„Ich spüre nichts!", antwortete Esther wahrheitsgemäß, obwohl sie wusste, dass dieser Zustand das Ergebnis pharmazeutischer Hilfe war. Sie hatte noch einmal Schmerztabletten genommen, als die Wirkung der ersten nachgelassen hatte.

Gerlinde wiederholte ihren Ratschlag vom Morgen: „Vielleicht nimmst du ein Taxi? Ein Tag Ruhe kann Wunder wirken! Gustav hatte auch einmal so ein Knieproblem. Auf dem Jakobsweg. Und er hat für eine Etappe den Bus genommen. Dann war es weg und tauchte auch nie wieder auf."

„Eine Nacht Ruhe wird mir auch guttun", befand Esther beherrscht. „Wir werden morgen früh sehen."

Beinahe schlug sie Gerlinde die Tür vor deren Nase zu.

Bereits als Esther bei Erwachen am nächsten Morgen den Fuß aus dem Bett auf den Boden setzte, fuhr der bekannte Schmerz sofort wieder in ihre Glieder.

Doch die Drohung Gerlindes, sie aus der Gruppe zu entfernen, war so beträchtlich für sie, dass sie schon über den bloßen Gedanken daran in Panik verfiel. Dabei war sie dem Ziel so nahe!

Diesmal nahm sie zwei Schmerztabletten schon bevor sie zum Frühstück erschien. Das kleine Hotel verfügte gottlob über einen Aufzug, denn trotz dieser Tabletten war sie nicht in der Lage die Treppen hinunter zu gehen. Sie hoffte auf deutlichere Wirkung des Medikaments nach dem Frühstück.

Doch was sich während dieser Zeit einstellte, war nicht die ersehnte Besserung der Kniebeschwerden, sondern Magendrücken. Ihr Knie schmerzte unerbittlich weiter, ungeachtet der Arznei. Sie fragte nach Kamillentee und aß nur trockenen Zwieback. Es führte zu keiner Linderung, jedoch dazu, dass ihr Unwohlsein allgemein auffiel.

„Du hättest den Bus nehmen sollen! Ich habe es dir gesagt!"

Dieser Satz aus Gerlindes Mund war genau, was Esther befürchtet und im Voraus geradezu gehasst hatte. Diesmal schwiegen selbst die anderen nicht mehr. Aber sie stimmten, zu Esthers großem Entsetzen, nicht ihr, sondern Gerlinde zu.

„Nimm doch heute ein Taxi zu unserer Pension beim Vatikan", regte Grete freundlich an. Sie versuchte ihre Aussage beinahe in Watte zu packen. „Das sind jetzt nur noch die letzten Kilometer. Dann wirst du morgen wieder fit sein und mit uns die Besichtigung machen können."

Esthers Augen füllten sich mit Tränen. Eine Bedrängnis umzingelte sie wie eine immer enger werdende Mauer. Nun schien auch die freundliche Grete gegen sie eingenommen zu sein.

„Es wird schon gehen!", behauptete sie tapfer und erhob sich, sich von der Tischplatte abstützend. Doch kaum legte sie Gewicht auf ihr Bein, knickte sie vor Schmerz ein. Sie musste sich wieder setzen.

„Das tut es nicht!", entschied nun Gustav mit fester Stimme. „Ich organisiere dir jetzt ein Taxi! In der Pension legst du dich hin und ruhst! Wir treffen uns heute Abend dort."

Das männliche Machtwort zerbarst ihren Widerstand wie Glas unter einem Hammer und Esther fügte sich ihrem Schicksal.

Der Taxifahrer hatte ihre Tränen für einen Ausdruck ihrer Schmerzen gehalten und sie sehr fürsorglich in die Pension gefahren. Immer wieder hatte er freundliche Worte durch den Rückspiegel zu ihr gesprochen. Sie hatte ihn zwar nicht verstanden, die wohlmeinende Absicht aber erkannt. Mehrfach hatte er das Wort *ospitale* verwendet, was sie als Hospital erkannt hatte und worauf sie stets den Kopf geschüttelt hatte. Was sollte sie auch alleine in einem italienischen Krankenhaus? Sie konnte mit einem Arzt nicht einmal sprechen!

Der freundliche Römer hatte sie sogar bis in ihr Zimmer in der kirchlichen Herberge begleitet. Die Kammern waren karg, beinahe Klosterräume, nur mit dem Nötigsten ausgestattet. Da sie so früh ankam, erhielt sie das hellste und schönste Zimmer, mit zwei Fenstern und Blick auf die Kuppel des Vatikans. Das freute sie sehr. Schließlich musste sie den ganzen Tag darin verbringen.

Bis die anderen spätnachmittags schließlich eintrudelten, war der körperliche Schmerz nicht im Geringsten gewichen und der seelische beträchtlich angewachsen. Während der langen Stunden des Wartens hatte sich Esther immer wieder vorgestellt, wie die anderen in ihrer Abwesenheit über sie sprachen. Vor allem, was Gerlinde Gemeines über sie äußern würde! Ein ungutes Gefühl in ihr sagte ihr, dass sie sich immer weiter aus der Gemeinschaft, die sie so sehr gesucht hatte, absonderte. Dabei hatte sie alles in ihrer Macht Stehende versucht, war tapfer geblieben, hatte sich gegen diese Entwicklung gestemmt.

Aber die Mehrheit war stärker gewesen. Sie hatten sich von Gerlinde manipulieren lassen. Auf diese Weise war sie von ihr in die Isolation gezwungen worden. Mit diesem Kummer im Herzen schlief sie schließlich vor Erschöpfung ein.

Gegen Abend, bevor man etwas essen gehen wollte, klopfte Paul, ausgerüstet mit seinem Verbandszeug, an ihre Zimmertür. Zu seiner Bestürzung war Esthers Knie angeschwollen wie ein kleiner Luftballon.

„Hast Du das nicht bemerkt? Wieso bist Du nicht in ein Krankenhaus gefahren oder hast das zumindest einem Arzt sehen lassen?"

Esther gab vor, geschlafen und es nicht bemerkt zu haben. Dabei hatte sie sogar am frühen Nachmittag kalte Umschläge gemacht, die aber wenig bewirkt hatten. Sie hatte bereits befürchtet, dass nur noch der Weg zum Arzt oder in ein Krankenhaus Erleichterung bringen konnte, wenn es bis zum Abend nicht besser geworden war.

Genau das trat nun auch ein. Man beriet sich, wer Esther dorthin begleiten würde. Gerlinde machte ein verdrießliches Gesicht, als Gustav sich anbot. Auch der Rest der Gruppe schien nicht sonderlich erfreut über diesen erneuten Vorfall, der sie alle daran hinderte, ihre so lang ersehnte Ankunft am Ziel zu genießen.

Esther beobachtete die Diskussion, besonders den Unterton im Gesagten. Sie fühlte sich in ihren Befürchtungen bestätigt. Man hatte sie ausgeschlossen!

Nun fühlte sie sich elender denn je. Tränen manifestierten sich in ihren Augen.

Gustav begleitete sie in die Notaufnahme eines örtlichen Krankenhauses, während die anderen in ein Restaurant gingen. Der Arzt gab ihr eine Spritze, mehr Schmerztabletten für die kommenden Tage, packte das Knie in einen Verband und verordnete absolute Ruhe. Das Bein musste unbedingt ruhiggestellt werden, warnte er.

Gustav brachte sie danach zurück in ihr Zimmer. Mittlerweile war es so spät, dass auch er nicht mehr in das Restaurant ging, in dem die anderen zu Abend gegessen hatten.

Am nächsten Morgen war eine Führung durch den Vatikan geplant. Sie besaßen vorbestellte Tickets für eine exklusive Besichtigung.

Grete brachte Esther das Frühstück in ihr Zimmer. Dann kamen alle, um nach ihr zu sehen, bevor man sich auf den Weg machen wollte.

Esther saß aufrecht im Bett, ihr mit einem engen Verband umwickeltes Bein ausgestreckt vor sich.

„Wie schade, dass du nicht mitkommen kannst!", bedauerte Grete und fügte vorsichtig hinzu: „Es geht gar nicht, oder?"

Esther schüttelte den Kopf und lächelte sie dankbar an. Es ging wirklich nicht, das musste sogar sie jetzt einsehen.

„Ja, wirklich sehr schade!", meinte Gerlinde. „Wir haben ja schon die Eintrittskarten. Jetzt verpasst du das Beste, welch ein Jammer! So bedauerlich! Du hättest doch den Bus nehmen sollen."

Esther wollte darauf nicht antworten. Sie schaute vor allem die anderen an, als sie schließlich sprach.

„Geht ruhig! Macht euch keine Gedanken!", sagte sie mit fester Stimme, „Genießt die Besichtigung, damit ihr mir heute Abend darüber berichten könnt! Ihr müsst mir alles erzählen!"

Mit Floskeln der Höflichkeit ohne tiefere Absicht kamen kurze Rückfragen in der Form wie „Bist du dir sicher?" und „geht es auch bestimmt?". Dabei bewegten sie sich jedoch mit einer unübersehbaren Bestimmtheit zur Tür.

„Es ist die Attraktion am Ende unserer Pilgerreise", erwiderte Esther. „Darauf haben wir uns durch alle Strapazen hindurch gefreut. Ich kann nicht von euch erwarten, dass ihr darauf verzichtet."

Diese Meinung schienen alle zu teilen, denn es widersprach niemand. Und so verließen sie Esther in sichtbarer Vorfreude und in großer Eile, als befürchteten sie, dass diese ihrer Erwartung auf einen allgemeinen Verzicht doch noch Ausdruck verleihen könnte.

„Berichtet mir genau!", rief Esther ihnen hinterher.

Doch kaum hatte sich die Tür geschlossen und waren die Schritte auf dem Gang verhallt, ließ sie sich in die Kissen fallen und weinte. Bitterlich.

Als die kleine Gruppe später am Nachmittag, erfüllt mit Begeisterung und beeindruckt über die gesehenen Schätze zurückkehrte, fanden sie die Knieschwellung zurückgegangen. Auch hatte Esther keine nennenswerten Schmerzen mehr, wie sie selbst sagte. Trotzdem war sie in Tränen aufgelöst.

Man fragte nicht mehr näher nach.

Man beschloss die Heimreise vorzuziehen.

Nicht die Bohne wird sich ändern, Doris!

„Was soll der Schirm denn kosten?"

Der Mann hinter dem Tapeziertisch, beladen mit allerhand Trödel und Dingen, die offensichtlich aus einem aufgelösten Haushalt stammten, nahm den roten Schirm und drehte ihn nachdenklich in der Hand.

Er schien abzuwägen, was so ein Schirm wohl unbeansprucht kosten würde. Der war nicht mehr neu, aber noch gut.

„Einen Zwanziger", sagte er dann frech. Es war ihm ins Gesicht geschrieben, dass er den Preis selbst für unangemessen hielt. Er war kein guter Pokerspieler, noch weniger ein Händler.

„Zehn."

„Siebzehn."

„Vierzehn."

„Also gut, weil Sie es sind!", nickte er, nahm die beiden Scheine, einen Zehn- und einen Fünfmarkschein, die ihm Doris hinhielt im Tausch mit dem Objekt entgegen.

Erst dann gestand er: „Ich habe noch kein Wechselgeld. Sie sind meine zweite Kundin heute. Brauchen Sie nicht noch etwas?"

Sein Blick glitt suchend über sein Angebot. Dann ergriff er mit einem „Hier!" eine blaue Metall-Spardose, vermutlich aus Kindertagen, die aussah wie die Miniatur-Kuppel eines jener Atomkraftwerke, die überall im Land wie Pilze aus dem Boden schossen. Es war vermutlich ein Geschenk der Sparkasse zum Weltspartag gewesen.

„Für eine Mark gebe ich Ihnen die hier noch!"

Doris lachte auf und schüttelte den Kopf.

„Aus dem Alter bin ich raus!", erwiderte sie und ließ ihren Blick unbestimmt über das Angebot vor ihr schweifen.

„Aber vielleicht können wir das für unsere Kaffeekasse im Büro verwenden?", überlegte sie nach einer Weile und nahm die Dose, die der Verkäufer ihr immer noch hin hielt mit einem „Lassen Sie mal sehen!" doch entgegen, um sie von allen Seiten zu betrachten.

Die Herren Kollegen ließen sich gerne den Kaffee servieren, vergaßen aber ebenso gerne, etwas in die Kasse zu geben. Eine aufgestellte Dose dieser Art gäbe ein hervorragendes Mahnmal! Damit würde sich möglicherweise das unangenehme Einfordern des Geldes endlich erübrigen? Sie mochte es gar nicht, regelmäßig um den Ausgleich der Kasse betteln zu müssen.

„Die Ingenieure der Atomkraftwerke haben sich wohl von Kindheitserinnerungen leiten lassen", scherzte der Mann in ihre Überlegungen hinein. „Sieht genauso aus, oder?"

„Was?", fragte sie.

„Ein Atomkraftwerk", erklärte er.

Sie nickte: „Ja. Stimmt."

Sie erstand auch die Spardose und zauberte damit ein geradezu ansteckendes Lachen auf die Lippen des Mannes. Er mochte in ihrem Alter sein.

Er schien ein schlechtes Gewissen zu haben, vermutlich wegen des überteuerten Preises, den sie ihm bezahlt hatte, denn er fuhr fort:

„Ich lade Sie auch noch auf einen Kaffee ein, dann ist das aber wirklich ein faires Geschäft!"

Er zeigte mit dem Kopf in Richtung der Brotzeit-Bude, die am Ende des Platzes in einem Wohnwagen mit aufklappbarem Verkaufstresen aufgebaut war.

„Ich muss nur auf meinen Partner warten!", erklärte der Verkäufer ihr weiter, obwohl sie gar nichts gesagt hatte. „Der ist gerade zur Toilette. Ich kann jetzt hier nicht weg."

„Schon gut", winkte Doris dankend ab. „Ich will sowieso noch ein wenig stöbern. Sonst schnappen mir die anderen noch all die guten Sachen weg!"

Sie lachte den Satz mit geübter Leichtigkeit, damit es deutlich wurde, dass sie das selbst nicht allzu ernst nahm, aber doch großen Spaß daran fand.

„Dann kommen Sie später nochmal vorbei", regte er an. „Das passt doch gut!"

Sie wollte ihm keinen Korb geben. Das war ihr schon immer unangenehm gewesen. Auch beim Tanzen konnte sie nie, wie ihre Freundinnen, kühl und herablassend einen Verehrer einfach abweisen. Es war so erniedrigend für einen Mann, fand sie. Sie tanzte immer zumindest einen Tanz mit, selbst dann, wenn der Mann zuerst vergeblich eine ihrer Freundinnen gefragt hatte.

„Ich bin gerade erst gekommen", erklärte sie freundlich. „Ich will noch den ganzen Markt ablaufen. Da komme ich bestimmt nochmal hier vorbei."

Doris steckte ihre Schätze in die große Umhängetasche, die sie für Flohmarkttage immer verwendete und schlenderte weiter.

Schon als Studentin der Sprachschule hatte sie ihre kleine Ein-Zimmer-Wohnung komplett mit Möbeln und Haushaltsgegenständen nur durch Flohmarktkäufe ausgestattet. Zwar verdiente sie jetzt durch ihre Arbeit im Exportbüro einer Turbinenfabrik ihr eigenes Geld, jedoch war ihr erstes Gehalt nicht üppig. Außerdem machten ihr die Besuche des Flohmarktes alle vier Wochen großen Spaß. Dafür stand sie sogar am Samstag um sieben Uhr auf, denn nur die frühen Kunden fanden die besten Schnäppchen. Manchmal kamen auch ihre Mutter oder ihre Freundinnen und dann gingen sie im Anschluss gemeinsam noch in ein Café.

An diesem Tag jedoch war sie alleine. Alle waren verhindert gewesen.

Doris ging später nicht zurück in den Gang des Schirmstandes. Es war ihr irgendwie lästig.

Ein paar Schritte lang überlegte sie selbstkritisch, dass es nicht verwunderlich war, dass sie schwer Kontakt zu Männern fand, wenn sie immer ein so ausgeprägtes Desinteresse an den Tag legte. Aber sie konnte nicht umhin: Sie bevorzugte es, ihre Zeit alleine in aller Ruhe zu verbringen, den vor ihr liegenden freien Samstag zu genießen, den Bummel unter freiem Himmel und später die leckeren Tomaten, die sie gekauft hatte, als Salat zu essen. Nichts weiter, nur das. Ein Mann wäre mit so einem Mittagessen nie zufrieden gewesen. Da ging doch der Stress schon los!

Es begann leicht zu regnen. Sie spannte ihren gerade erworbenen Schirm auf. Eine hektische Aufbruchsstimmung begann, um sich zu greifen. Die privaten Flohmarktverkäufer hatten weder die Ausdauer noch die Ausrüstung der professionellen Händler, die bei Wind und Wetter draußen aushielten. Viele bauten ab.

Also machte auch sie sich auf den Heimweg.

„Du glaubst, dass das etwas ändert?"

Ihre Kollegin schaute sie mit hochgezogenen Augenbrauen an. Sie verschränkte auch noch die Arme vor ihrer Brust, um ihre Aussage zu unterstreichen.

Doris stellte die Spardose auf dem Tresen der kleinen Küchenzeile im Büro der Exportabteilung ab. Mit einem wasserfesten Stift hatte sie in großen Lettern „Kaffeekasse" darauf gemalt.

„Nicht die Bohne wird sich ändern!", sagte Antonia verächtlich und trank aus ihrer Tasse, die sie sich gerade eingeschenkt hatte.

Doris lachte über das Wortspiel.

Ihre Kollegin war immer so redegewandt und zeigte auch eine klare Haltung gegenüber den Dingen. Sie bewunderte sie dafür. Antonia war eine jener Frauen, die wussten, sich zu kleiden und in Szene zu setzen. Aber sie schien es nicht für die Männerwelt zu tun. Eher im Gegenteil. Was genau das war, hatte Doris jedoch nie recht verstanden.

Sie beide waren für die Abwicklungen der Exportgeschäfte zuständig, handhaben die Bank-, Konsulats- und Zolldokumente, sorgten dafür, dass die Kunden im Ausland ihre bestellten Sendungen zu deren Zufriedenheit rechtzeitig erhielten. Sie telefonierten und korrespondierten in Englisch, Französisch, Spanisch und Italienisch, rundum, in die ganze Welt und mussten sich oft in spitzfindige Vorschriften fremder Länder einarbeiten, damit die Waren nicht in irgendeinem Zolllager unnötig festhingen. Schließlich übernahmen sie beide die Verantwortung für die Abwicklung, sobald der Verkäufer - im Übrigen, wie auch die Ingenieure, durchwegs männliche Kollegen - die Unterschrift unter den Kaufvertrag setzte.

„Warten wir es ab!", meinte Doris in gemäßigtem Ton.

Sie schenkte sich ebenfalls eine Tasse ein. Demonstrativ steckte sie eine Münze in den Schlitz der Spardose und klapperte damit vor Antonias kritischem Gesicht herum.

„Fräulein Kaufmann?"

Ein Ingenieur steckte den Kopf durch die Tür.

„Drei Kaffee bitte! Im Besprechungsraum drüben."

Fräulein Kaufmann war Antonia. Bevor sie antworten konnte, war der Kollege schon wieder verschwunden.

„Siehst du!", sagte Antonia zu ihr und zog wieder die Augenbraun hoch. „Hier steht die volle Kanne! Frisch, der Kaffee! Er bräuchte ihn nur nehmen."

Doris stellte ihre Tasse zur Seite und machte sich daran, das Tablett mit drei Gedecken herzurichten.

„Wir haben eine fundierte kaufmännische Ausbildung und ein abgeschlossenes Sprachstudium!", fuhr Antonia fort, ohne Anstalten zu machen, sich um den bestellten Kaffee zu kümmern. „Wir sprechen fließend vier Sprachen! Ich sehe nicht ein, warum ein Ingenieurstudium mehr Wert sein sollte als unsere Ausbildung? Warum müssen wir den Herren den Kaffee servieren? Warum können sie sich den Kaffee nicht selbst nehmen, so wie wir? Wer bedient uns denn? Ganz abgesehen davon, dass wir auch noch das Geld dafür eintreiben müssen."

Doris stellte die Zuckerdose und das Milchkännchen aus dem Kühlschrank auf das Tablett.

„Ja, schon", sagte sie leise, „du hast irgendwie recht."

Sie griff nach der Kaffeekanne mit dem frischen Gebräu. Antonia hatte als Erste an diesem Morgen sofort den Kaffee aufgesetzt. Damit schien sie auch ihrer Schuldigkeit gerecht geworden zu sein, denn sie machte noch immer keine Anstalten, Doris in der Erfüllung dieses Auftrags helfen zu wollen.

Doris suchte nach der Keksdose im Schrank. Die war für Besucher gedacht.

„Lass die Kekse!", meinte ihre Kollegin bissig. „Ich habe keine Kunden kommen sehen. Das wäre ja noch schöner!"

Sie ergriff das Tablett, bewegte sich dabei so heftig, dass der Kaffee beinahe aus den Tassen auf die Untertassen schwappte.

„Die fordern das mit einer angeborenen Selbstverständlichkeit, als wären uns Frauen die Kaffeetassen bei Geburt an die Hände gewachsen!", fuhr sie fort. „Es macht mich so wütend! Dich nicht auch?"

Doris nahm ihr mit einem Lächeln das Tablett wieder aus den Händen.

„Komm, ich mach das", sagte sie bewusst beruhigend. „Du hast vollkommen recht. Ich weiß auch nicht, warum das so ist. Das war doch schon immer so, irgendwie …"

Sie schubste mit der Schulter die Tür auf und jonglierte das Tablett hinaus, quer über den Gang.

Antonia blieb gegen die Küchenzeile gelehnt und schaute ihr, nachdenklich einen Schluck aus ihrer Tasse nehmend, hinterher.

Doris hatte ihr düsteres Gesicht durchaus bemerkt, auch wenn es sich in ihrem Rücken abspielte.

Als sie zurück an ihren Arbeitsplatz kam, lehnte Antonia nachdenklich in ihrem Stuhl und kaute an einem Bleistift.

„Du hast etwas Wichtiges gesagt!", empfing sie sie.

„Ja?" Doris setzte sich. „Was denn?"

„Du hast gesagt: Das war schon immer so!", wiederholte Antonia.

Sie richtete sich auf, legte den Bleistift in einer Geste der Entschlossenheit beiseite.

„Aber das stimmt nicht! Überlege mal: Seit wann ist es uns Frauen erlaubt einen Beruf auszuüben, ohne Erlaubnis des Ehemannes oder Vaters?"

Doris schaute sie gespannt an. Darüber hatte sie noch nie nachgedacht. Eine interessante Frage.

„Erst seit 1977!", posaunte Antonia die Antwort hinaus. „Seit knapp zwei Jahren! Erinnerst du dich nicht?"

Doris schüttelte den Kopf.

„Wirklich? Das wusste ich gar nicht. Meine Eltern haben mich unterstützt in meiner Ausbildung. Das war nie ein Thema bei uns."

Sie sagte es beinahe entschuldigend, denn sie musste sich in der Tat eingestehen, dass sie diese Gesetzesänderung gar nicht mitbekommen hatte. Sie interessierte sich nur am Rande für Politik, meistens dann, wenn die Wahlen kurz bevorstanden, um sich zu informieren.

„Bei mir schon!", erwiderte ihre Kollegin. Ein Schatten zog über Ihr Gesicht. „Mein Vater war der Meinung, dass es völlig ausreichend sei, dass ich Sekretärin werde. Wozu Sprachen studieren? Er hielt es für eine Fehlinvestition in mich, weil ich als Frau sowieso heiraten und dann nicht mehr arbeiten würde. Ich musste kellnern gehen, um mir mein Sprachstudium zu verdienen. Er hat mir keinen Pfennig Unterstützung gezahlt! Dafür hat er meinem Bruder ein Universitätsstudium finanziert und ihm sogar ein Auto gekauft, damit er regelmäßig nach Hause kommen kann. Der ist heute Kieferorthopäde und verdient ein Schweinegeld! Ich hingegen konnte es schon als Glück betrachten, dass mein Vater mich nicht von meinem Studium abhielt, für das ich jeden Pfennig selbst verdient habe."

Doris hatte keine Geschwister, aber sie verstand, dass ihre Kollegin unter der Ungerechtigkeit in ihrer Familie noch immer litt.

„Egal," winkte Antonia ab. Sie schien sich selbst von dem gefährlichen Sog der Erinnerung loszureißen. Sie lehnte sich über den Schreibtisch, Doris zu.

„Der Punkt ist doch der: Wenn Männer bestimmen konnten, *ob* Frauen arbeiteten, dann bestimmten sie auch, *was* sie arbeiteten!"

Sie machte eine Pause und schaute Doris vielsagend, ja beinahe beschwörend an.

„Ja. Vermutlich", überlegte diese nachdenklich. „So habe ich das noch gar nicht gesehen."

Doris kramte in ihren Unterlagen, um mit der Arbeit zu beginnen. Sie schaltete die elektrische Schreibmaschine an und zog ein Formular ein, das sie - ungeachtet der Rede ihres Gegenübers - begann auszufüllen.

Antonia folgte ihrem Beispiel, ohne jedoch ihrer Tätigkeit viel Aufmerksamkeit zu widmen.

„Es gibt zwar das Gesetz, aber faktisch bestimmen die Männer noch immer über uns!", fuhr sie fort. Sie fächerte mehrere Vorgänge in Kartonumschlägen vor sich auf den Schreibtisch und betrachtete sie wählerisch. „Wir können uns für eine Stelle bewerben, aber es sind doch immer Männer, die entscheiden, wer den Posten erhält, was wir verdienen und welches unsere Aufgaben sind!"

„Aber das gilt doch auch für Männer", gab Doris zu bedenken.

Sie erinnerte sich, wie oft ihr Vater sich darüber beklagt hatte, dass sein Chef ihm niemals, nicht in zwanzig Jahren ohne Krankheit, eine Gehaltserhöhung zuerkannt hatte. Er hatte als Lagerarbeiter gerade so viel verdient, dass er seine Frau und seine Tochter hatte ernähren können. Urlaub hatten sie immer zu Hause auf dem Balkon und im Schwimmbad verbracht. Ihm war es wichtig gewesen, dass sein einziges Kind eine bessere Ausbildung bekam als er selbst, verhindert durch den Krieg. Sie sollte es in seinen Augen einmal besser haben. Ihre Eltern hatten sich das Geld für die Sprachschule vom Mund abgespart. Heute waren sie stolz auf Doris. Sie erzählten allen Nachbarn von der anspruchsvollen Position in dem großen Konzern, wo ihre Tochter mit aller Welt zu tun hatte.

„Freilich gilt das auch für Männer", gab Antonia zu, aber es hatte einen ungeduldigen Beiklang, als hätte sie, Doris, etwas Dummes gesagt. „Trotzdem haben Männer nie die Aufgabe, Kaffee zu servieren."

Doris tippte weiter ein paar Felder in das Formular. Sie musste sich konzentrieren, es war ein Konsulatsdokument für ein arabisches Land. Die waren immer kompliziert und die Empfänger kleinlich. Die verziehen keinen Fehler, die brachten es fertig und ließen eine ganze Schiffsladung wegen einem Tippfehler nicht löschen.

„Es steht aber in unserer Stellenbeschreibung", meinte sie ein wenig beiläufig, um die Diskussion nicht weiter zu vertiefen. Sie war in ihrem Dokument an einer Stelle angekommen, wo sie eine Unsicherheit hatte.

Antonia machte eine abfällige Handbewegung: „Die haben auch Männer abgefasst."

Doris schaute stirnrunzelnd auf: „War es nochmal der Persische Golf oder der Arabische?"

„Wo geht die Ware hin?"

„Saudi-Arabien."

„Dann Arabischer Golf."[4]

Das Gespräch zwischen den Kolleginnen legte damit eine Pause ein.

Doris tippte vorsichtig die korrekte Bezeichnung in die dafür vorgesehene Stelle im Formular.

Schließlich begannen auch die Finger ihres Gegenübers geschwind über die Tasten der Schreibmaschine zu wirbeln. Antonia tippte geradezu fieberhaft und mit rosigen Wangen. Sie schaute nicht einmal mehr auf.

Doris fasste gerade die Dokumente des Vorgangs zusammen, den sie fertiggestellt hatte und wollte sich erheben, um

---

[4] Bei Geographen und in westlichen Atlanten ist das Gewässer als Persischer Golf bekannt - die Araber ziehen es vor, das Meer "Khaleej al-Arab", also Arabischen Golf zu nennen. Die falsche Bezeichnung in einem offiziellen Frachtdokument konnte/kann zu Ablehnung des Warenverkehrs führen.

an das Telexgerät[5] im Nebenraum zu gehen, als Antonia das Blatt mit einem Schwung in die Luft herauszog. Es gab ein zackiges Geräusch.

„Hier!" Antonia reichte ihr das Blatt hin. „Lies mal! Was hältst du davon?"

Doris legte ihre Mappe wieder ab und nahm das Schreiben entgegen.

Es war ein internes Memo, wie sie es manchmal von der Geschäftsleitung erhielten oder sie selbst es abfassten, wenn wichtige Informationen über neue Regelungen in anderen Ländern mitzuteilen waren.

Doris überflog die Zeilen schweigend. Dann blickte sie mit dem Ausdruck des Entsetzens auf.

„Das kannst du so nicht schreiben!"

Antonia lehnte sich wieder in ihrem Stuhl zurück und schaute sie provozierend an, wie ein kleines Kind, dem man verbot, vor der Schulstunde heimlich böse Kommentare an die Schultafel zu schreiben.

„Warum denn nicht?"

Doris reichte ihr das Blatt schroff zurück, um ihre Ablehnung zu demonstrieren. Doch ihre Worte waren weniger krass.

„Das mit der Kaffeekasse ist in Ordnung", fing sie mit dem positiven Teil an, um ihre Kollegin damit ein wenig milde zu stimmen. Milde für ihre Argumente. „Aber du kannst nicht einfach bestimmen, dass wir beide ab sofort nicht mehr den Kaffee servieren. Jemand muss den Kunden doch etwas anbieten. Das kann man nicht machen."

---

[5] Fernschreiber mit Lochstreifen zur Kommunikation in ferne Länder über Telefonleitungen waren 1979 (vor dem späteren Fax und Modem) in vielen Büros üblich

„Ich spreche doch nicht von den Kunden!“, verteidigte sich Antonia. Sie schien verärgert, dass Doris sie so offensichtlich falsch interpretierte.

„Selbst, wenn“, zog sich Doris aus der Affäre, denn freilich hatte sie durchaus verstanden, dass dieses Manifest nicht gegen ihre Kunden gerichtet war. „Es ist die Entscheidung des Abteilungsleiters und auch der Geschäftsleitung. Das ist doch in der ganzen Firma so, dass die Frauen den Kaffee servieren. Das können wir hier alleine doch nicht einfach durch ein Memo abstellen!“

Damit schien sie einen Punkt zu treffen, der ihre Kollegin überzeugte, denn sie schwieg. Sie legte das Papier, das sie bisher in der Hand gehalten hatte, auf dem Schreibtisch ab und sah Doris abwägend an.

„Das ist richtig“, meinte sie dann langsam und, nach einer weiteren Pause: „Wir müssen also die Unterschriften aller Kolleginnen einsammeln und damit zum Betriebsrat

„Oder …“, sagte Doris in spannungsaufbauendem Tonfall, und ließ sich wieder auf ihrem Stuhl nieder, um nicht auf Antonia herabzublicken, „… wir sprechen erst mal mit Herrn Kohlbrunner?“

Sie hatte keine Lust, in eine Revolution verwickelt zu werden. Antonia konnte sehr vehement ihre Ziele verfolgen, was sie im Normalfall an ihr auch bewunderte, in diesem besonderen jedoch fürchtete. Nichts lag Doris ferner als aufzufallen, schon gar nicht unangenehm. Wenn sie auffallen musste, dann wenigstens durch lobenswerte Leistung und Können.

„Vielleicht können wir ihn überzeugen, wenn wir eine gute Idee anbringen?“, fuhr sie in ihrer Rede fort, bevor Antonia ihren Vorschlag ablehnen konnte. „Vielleicht können wir ein Beispiel setzen?“

„Du meinst so wie mit deiner Kaffeekasse?“

Es klang abfällig und Doris war sich sicher, dass es auch so gemeint war. Aber sie ließ sich dadurch nicht beirren.

Sie gab ihrer Kollegin im Grundsatz des Themas durchaus recht, wollte aber nicht für einen Kriegszug gegen die Männer rekrutiert werden. Sie war überzeugt, dass es unter den männlichen Kollegen auch solche gab, die sie in ihrem Anliegen unterstützen würden. Die vor den Kopf zu stoßen war einfach unfair. Der Gedanke alleine rief in ihr bereits vorauseilend ein sehr schlechtes Gewissen hervor.

„Auch kleine Schritte führen zum Ziel", sagte sie deshalb ruhig. Es war ein Spruch, den ihre Mutter ihr immer als Kind gesagt hatte, wenn sie sich über die langen Schulphasen zwischen den Ferien beklagt hatte. Und immer waren die Ferien dann auch gekommen, schneller als gedacht.

Mit einer einzigen Aussage schloss sie schließlich ihre kleine Rede: „Die wirksamste Kritik ist ein besserer Vorschlag."

Antonia schaute sie einen Moment lang nachdenklich an, beinahe überrascht, dass sie dieses Argument gelten lassen musste. Sie zerknüllte das Schreiben und warf es in den Papierkorb.

„Gut!", sagte sie. „Dann mache ich einen Termin mit Herrn Kohlbrunner und wir reden mit ihm. Welchen Vorschlag wollen wir ihm unterbreiten?"

Das Gespräch lief nach einem sich schnell einspielenden Muster ab. Doris beobachtete es genau.

Antonia versuchte zu überzeugen und sie machte ihre Sache zunächst wirklich gut, fand Doris.

Herr Kohlbrunner brachte ein Hindernis zur Sprache, das Antonia dann entkräftete. Worauf er ein neues fand. So brachte Herr Kohlbrunner als Erstes an, dass man die Kunden uneingeschränkt bedienen musste, das war alternativlos.

Was Antonia und auch Doris kräftig bestätigten. Bis zu diesem Punkt war auch Doris noch involviert.

Als Nächstes fürchtete er, dass der Kaffee nicht mehr genießbar sein würde, wenn ihn die Kollegen aufbrühten. Männer hatten doch kein Gefühl für so etwas, meinte er. Und vermutlich würde es dann oft gar keinen geben, weil sie es einfach nicht tun würden. Daraufhin bot sich Antonia an, eine Schulung für die Kollegen durchzuführen. Unglücklicherweise fügte sie eine ironische Bemerkung an, die Herrn Kohlbrunner wenig motivierte und eher das Gegenteil bewirkte.

„Ich bin mir sicher", sagte Antonia mit einem Lächeln, das an Überheblichkeit nichts erübrigte, „dass die Herren Ingenieure die komplizierte Mechanik einer Kaffeemaschine schnell lernen werden."

An dieser Stelle wurde Doris unruhig. Das war unklug von ihrer Kollegin, fand sie. Doch sie wusste nicht, was sie einbringen konnte, um das Gespräch in die richtige Richtung zu lenken.

Herr Kohlbrunner änderte daraufhin seine Taktik. Er äußerte Bedenken, dass die Damen in ihrer Konzentration gestört werden würden, wenn ständig einer der Kollegen ins Büro kam, um sich einen Kaffee zu holen. Worauf Antonia sofort erwiderte, dass es heute noch viel störender sei, weil sie sich von ihrer Arbeit entfernen mussten, um diesen zu servieren.

Das Gesicht ihres Chefs, als Reaktion auf diese Antwort, konnte man nur als versteinert beschreiben. Es trat nicht einmal ein Moment des Abwägens ein. Herr Kohlbrunner sprach weiter, als hätte er sich auf dieses Gespräch lange vorbereitet und alle vorzubringenden Gegenargumente wie in einem Magazin für ein Maschinengewehr gelagert. Das Nachladen war mit einem Handgriff getan.

Im Einklang dazu wechselten seine Gesichtszüge ins Theatralische, wie ein schlechter Schauspieler, der Verzweiflung mimt. Er hätte einfach keine Idee, wie man es anders organisieren könnte.

Worauf Antonia ihm den Plan erläuterte, den sie und Doris sich überlegt hatten. Dabei kam auch Doris' Kaffeekasse zum Einsatz, was diese stolz machte. Antonia hatte ihren Einfall letztendlich doch ganz brauchbar gefunden. Sie regte an, den Eingang der Kaffeeküche auf den Gang zu verlegen. So hatte jeder Zugang und auch die Herren der Schöpfung konnten sich jederzeit bedienen.

An dieser Stelle wurden Herr Kohlbrunners Blicke streng.

„Wie stellen Sie sich das vor?", sagte er und lehnte sich in seinem Sessel zurück, als hätten sie ihn gebeten, die physikalischen Gesetze der Welt zu verändern. „So ein Umbau kostet viel Geld!"

Aber die Frauen waren selbst auf diese Begründung vorbereitet. Antonia zog einen Kostenvoranschlag hervor, den sie vorsorglich von einem Schreiner eingeholt hatten.

„Wenn jeder pro Tasse Kaffee zwanzig Pfennig mehr in die Kasse zahlt, hat sich der Umbau innerhalb von fünf Jahren bezahlt gemacht", erläuterte sie professionell wie eine Architektin, die ihr Projekt durchgerechnet hat. „Es geht schließlich nur um die Verlegung einer Tür. So teuer ist das nicht."

Sie schob den Kostenvoranschlag über den Tisch.

Herr Kohlbrunner ergriff das Blatt und studierte es lange. Doris hatte den Eindruck, dass er es gar nicht las, sondern vielmehr die Zeit nutzte, um eine Antwort zurechtzulegen.

Sie ahnte, was in seinem Kopf vorging. Sicher empfand er tiefsten Widerwillen, womöglich sogar gepaart mit leichter Furcht, den männlichen Mitarbeitern eine solche Entscheidung mitteilen zu müssen. Wie konnte er ihnen das abverlangen? Und wie sollte er es begründen? In der ganzen Firma -

nein, in allen Firmen des Landes, der Welt! - wurde es so gehandhabt. Wieso musste ausgerechnet er sich mit zwei solchen Emanzen als Mitarbeiterinnen herumschlagen? Als gäbe es keine anderen Probleme! Wie würde er als Vorgesetzter dastehen? Wie ein Schwächling, der sich von den Frauen an der Leine herumgängeln ließ!

In diesem Augenblick wendete sich ihr Chef direkt an sie, Doris. Er drehte sich von Antonia weg.

„Fünf Jahre?", wiederholte er. Er sah ihr dabei unnachgiebig in die Augen. „Ich bitte Sie, Sie wissen doch genauso gut wie ich, dass die wenigsten überhaupt in die Kaffeekasse zahlen! Die Firma muss ja schon jetzt immer zuschießen!"

Dabei war er selbst ein leuchtendes Negativbeispiel, denn auch er zahlte nie.

Doris räusperte sich. Sie ahnte, dass dies eine Falle war, aber sie konnte schlecht lügen.

„Das stimmt leider", gab sie kleinlaut zu.

„Sehen Sie", triumphierte er. „Und wie viel muss die Firma jedes Jahr zuschießen? Sie führen doch das Kassenbuch!"

„So an die fünfzig Prozent", gestand Doris mit gesenktem Blick.

Damit wendete sich Herr Kohlbrunner wieder an Antonia, als hätte Doris ihm eine Waffe in die Hand gegeben, mit der er sie zur Raison bringen konnte.

„Da haben Sie es doch", sagte er trocken, „Ihr Modell rechnet sich nicht."

„Dann müssen die Kollegen eben endlich mal bezahlen!", echauffierte sich Antonia. „Das ist doch nicht in Ordnung! Da braucht es einfach klare Regeln, an die sich alle halten müssen."

„Seien Sie doch nicht so naiv!"

Der Satz kam wie aus der Pistole geschossen.

Er traf auch genauso. Antonia schaute ihren Chef einen Moment sprachlos an.

Die Anspannung im Raum hatte merklich zugenommen. Das Gespräch lief nicht gut.

Doris' Beine begannen zu zittern. Sie fürchtete, ihre Kollegin konnte sich eine Abmahnung einhandeln. Und sie mit ihr! Schließlich war Kaffeekochen ihre Aufgabe, es stand in der Stellenbeschreibung geschrieben und beide hatten sie den Arbeitsvertrag so unterschrieben. Es konnte ihnen als Arbeitsverweigerung ausgelegt werden und das war ein triftiger Grund für einen rechtlichen Schritt.

Es wäre nicht auszumalen! Was würden ihre armen Eltern sich für sie schämen! Und alles nur wegen ein paar Tassen Kaffee!

Sie warf Antonia einen warnenden Blick zu, den jene aber nicht auffing. Antonias Augen hatten einen starren Ausdruck angenommen, wie der eines Mörders, der seinen Plan kaltblütig durchzuführen gedenkt und dabei das Risiko erwischt zu werden, völlig außer Acht lässt.

Doris rutschte unruhig auf ihrem Stuhl hin und her. Wie war es angegangen, dass sie sich in diese Sache hatte hineinziehen lassen? Es war der Feldzug ihrer Kollegin und nicht ihrer! Am liebsten hätte sie sich erhoben und wäre einfach aus dem Raum gegangen. Sollten die beiden es alleine auskämpfen! Was hatte sie damit zu tun? Ihr war es relativ gleichgültig, ob sie Kaffee servierte oder nicht. Sie mochte nur das Geldeintreiben nicht. Aber wenn die Firma die Differenz einfach ausglich, warum sich darüber aufregen?

Mit jeder weiteren Sekunde dieser unglückseligen Situation wurde sie ärgerlicher mit Antonia. Was musste diese auch immer mit dem Kopf durch die Wand!

„Das würde nie funktionieren!", schloss Herr Kohlbrunner endlich bestimmt.

Antonia gab sich aber nicht geschlagen.

„Wir kümmern uns darum, dass die Kollegen in die Kasse zahlen!", sagte sie fest.

„Und wie wollen Sie das anstellen?" Ihr Chef wechselte in einen Tonfall der Lächerlichkeit. „Das gelingt Ihnen ja heute schon nicht! Möchten Sie sich den ganzen Tag danebenstellen und aufpassen? Und jeder, der nicht zahlt, bekommt einen Peitschenhieb?"

Er schien das Bild vor seinem geistigen Auge witzig zu finden, denn er grinste über das ganze Gesicht. Dabei verschränkte er die Arme vor seinem Brustkorb.

Doris allerdings empfand diese Entwicklung alles andere als lustig. Sie fürchtete ernsthaft, dass ihre Kollegin die Haltung verlieren und sie beide dadurch in eine Situation bringen könnte, die ihnen unwiederbringlichen Schaden zufügen würde.

Ihre Hände begannen zu schwitzen. Wieso nur hatte sie diese blöde Spardose auf dem Flohmarkt gekauft? Damit hatte schließlich alles angefangen. Und wieso nur konnte Antonia sich mit diesem ersten Schritt nicht zufriedengeben! Es war doch eine gute Idee gewesen, das hatte sie schließlich letztendlich selbst zugegeben. Musste Antonia immer alles übertreiben?

Antonia hingegen war auf die Anspielung ihres Vorgesetzten eingegangen. Sie saß nun ebenfalls mit verschränkten Armen vor der Brust da, grinste ebenfalls - wenn auch mit einem verbitterten Zug um die Mundwinkel - und erwiderte kühl:

„Warum nicht? Wenn es hilft."

Doris musste einschreiten!

Sie musste die Sache wieder auf gemäßigtere Wege leiten. Wohin sollte dieses Machtspiel führen? Doch nur in ihr Verderben!

Aus diesem Impuls heraus richtete sie das Wort an ihre Kollegin.

„Antonia", fing sie vorsichtig an, mit bemüht ruhiger Stimme, wie eine Mutter, die versucht ihr uneinsichtiges Kind zu überzeugen, den gesunden Spinat zu essen. „Vielleicht versuchst du einfach, das Servieren des Kaffees als eine ganz normale Tätigkeit zu betrachten?"

Ihr Satz zeigte große Wirkung.

Herr Kohlbrunner löste seine Arme aus der Verschränkung. Er sah sie so erstaunt an, als hätte er sie nie zuvor gesehen. Es war aber nur für den Bruchteil einer Sekunde. Dann wandelte sich sein Blick in selbstsichere Bestätigung und mit diesem schaute er auf Antonia.

Ihre Kollegin saß steif da und bewegte sich nicht. Sie ignorierte den Mann im Raum völlig, starrte nur auf sie, Doris. Und dieser Blick war so durchdringlich wie nichts, was man mit Worten hätte beschreiben können.

„Wenn du möchtest, übernehme ich diese Aufgabe", schlug Doris schnell vor, um diese Anspannung zu entzerren. Es war kaum auszuhalten, wie Antonia sie anschaute!

„Wie schön, dass Sie zur Vernunft gekommen sind!", schloss Herr Kohlbrunner und erhob sich.

Doris holte Luft, wollte etwas zu Antonia sagen. Etwas in der Art wie, dass dies doch nun ein guter Kompromiss sei, oder Ähnliches. Aber sie kam nicht dazu.

Antonia erhob sich und verließ den Raum, ohne sie eines weiteren Blickes zu würdigen.

Von diesem Tag an wurde die Forderung nach Kaffee in der Abteilung ausschließlich an Doris gerichtet. Niemand sprach Antonia damit noch an.

Doris suchte mehrfach ein vorsichtiges Gespräch mit Antonia, ließ immer wieder mal eine Bemerkung einfließen, dass dies nun doch eine gute Lösung sei? Schließlich müsse sie keinen Kaffee mehr servieren, das sei es doch gewesen, was sie gewollt hatte?

Antonia antwortete nur mit einem knappen „ja, doch", wenn sie überhaupt etwas entgegnete.

Ihre Kündigung hatte Antonia ihrem Chef stillschweigend auf den Tisch gelegt. Erst am letzten Arbeitstag, zum Feierabend, hatte sie es Doris gesagt.

Dann war sie gegangen.

Thomas nimmt den langen Weg nach Hause

Ein roter Schirm schien sein Schicksal zu sein.

Aus einer Laune heraus hatte er einmal eine Anzeige aufgegeben, nachdem er ein Mädchen - einer der Kategorie Superfrau - mit einem sehr ausgefallenen, roten Schirm hatte laufen sehen. Er war in der Straßenbahn gesessen, doch bis er hatte aussteigen können, war sie leider um die Ecke verschwunden gewesen. Das hatte er sehr bedauert.

Er hatte viele Zuschriften unter seiner Chiffre erhalten. Von Frauen, die ein Eheversprechen oder zumindest eine Liebesbeziehung anstrebten. Er hatte gehofft, wenn er einen witzigen, einen originellen Text abfasste, würde die Superfrau darauf aufmerksam und sich zu erkennen geben. Aber keines der Fotos hatte auch nur annähernd zu dem Bild seiner Erinnerung gepasst.

Die Zuschriften hatte er mit einer Art Belustigung gelesen. Er hatte es geradezu lächerlich gefunden, welche Hoffnungen Frauen an so ein paar nichtssagende Zeilen knüpften. Er hatte sie einfach nicht beantwortet, bis auf eine, aber auch nur, weil er sie scherzhaft gefunden und weil sie kein Foto enthalten hatte. Er hatte aus reiner Neugierde ein Treffen mit dieser Frau vorgeschlagen. Er hatte sehen wollen, was die für ein Typ war, rein interessehalber. Aber sie war dann zu dem Treffen nicht erschienen.

Seiner Freundin hatte er davon freilich nichts erzählt. Auch nicht, als er später genau so einen roten Schirm im Bus gefunden hatte, als sie ein gemeinsames Skiwochenende gebucht hatten. Es hatte ihn beinahe elektrisiert. Genau dasselbe Modell, das das Mädchen damals schützend über ihren Kopf gehalten hatte. Er konnte sich präzise an den schwarz-rot gestreiften Griff erinnern.

Er und Kathi waren schon drei Jahre zusammen, hatten sich vor einem Jahr eine gemeinsame Wohnung genommen. Es lief mehr oder weniger gut mit ihnen, selbst wenn sie sich regelmäßig beschwerte, dass er sich im Haushalt zu wenig engagierte. Aber das taten sie alle. Seine Freunde berichteten von ähnlichen Szenen und das versicherte ihn, dass „Mann" das einfach aushalten musste. Es gehörte wohl dazu. Die junge weibliche Generation muckte einfach mehr auf als deren Mütter. Letztendlich fügten sie sich dann doch, weil sie eine schmutzige Wohnung nicht ertrugen.

Er konnte es zu einem bestimmten Grad sogar verstehen, denn diese Mädchen waren heutzutage meist berufstätig und nicht, wie ihre Mütter, Hausfrauen. Das war auch gut so. Er war ein moderner Mann und durchaus der Meinung, dass Frauen berufstätig sein sollten.

Er hatte immer eine Partnerin gewollt, die im Berufsleben stand. Eine, die auch gerne arbeiten ging und nicht nur deshalb, weil sie die Umstände oder die Moderne dazu zwangen. Keine dieser Emanzen freilich, Gott behüte, und auch keine Fabrikarbeiterin. Eine, die in einem anständigen Beruf arbeitete, im Büro oder in der öffentlichen Verwaltung, vielleicht sogar eine Krankenschwester. Obwohl diese sozialen Jesuslatschenträger so gar nicht sein Fall waren und in diesem Bereich, seiner Erfahrung nach, mehr oder weniger alle so unterwegs waren.

Selbst wenn die Pausen zwischen dem Sex schleichend länger wurden, Kathi war schon die passende Frau für ihn. Sie arbeitete als technische Zeichnerin in einem Bauunternehmen. Sie verdiente angemessen und schien mit ihrer Stellung auch zufrieden zu sein.

Darüber hinaus war sie eine wirklich Hübsche.

Seine Freunde hatten ihn vom ersten Tag an um diese Frau beneidet. Sie war nämlich beinahe eine jener Superfrauen, die die kleinste der drei Kategorien bildete, die er und seine Freunde einmal bei einem Glas Bier herausgearbeitet hatten.

In die erste Gattung hatten sie die Frauen eingeordnet, die rundliche Schultern, einen großen, jedoch häufig hängenden Busen besaßen, eher mütterlich wirkten, zu späterem Übergewicht neigten, viel Weiblichkeit ausstrahlten und einen durchaus willigen Sex versprachen.

Das zweite Genre waren die eher sportlichen Typen. An denen war alles dran, aber sie hatten meist einen kleineren Busen, dafür feste Hintern, weniger ausgeprägte Taillen und Hüften, und waren meistens schlank. Der Sex mit denen versprach Akrobatik, auch wenn das nicht immer der Fall war.

Aber die dritte Kategorie, das waren die Superweiber! Das waren die wenigen Exemplare, die alleine durch ihre weibliche Ausstrahlung und den dazu passenden Körper jedem Mann den Kopf verdrehten. Sie hatten perfekte Maße, eine schlanke Taille, hübsche Gesichter und ein angeborenes Talent, sich in Szene zu setzen. Das waren die, die manchmal als hochbezahlte Edelnutten in den Fünfsternehotels der Metropolen in der Lounge saßen, die das Zeug zu Schauspielerinnen hatten, auch ohne Talent; oder die, die Millionäre heirateten, auch ohne Geld-Herkunft; die, die einfach jeden Mann haben konnten.

Und so eine war seine Kathi, beinahe. Das wusste er zu schätzen, doch. Er fand sie auch nachdem der erste Lack ihrer Beziehung abgeblättert war nach wie vor begehrenswert, nicht zuletzt deshalb, weil er genau wusste, dass seine Freunde sich sofort an sie heranmachen würden, wenn er das Feld räumen würde.

Doch in letzter Zeit redete sie immer öfter über Hochzeiten, erzählte erst von der einen Freundin, dann von der anderen, und eine nach der anderen heiratete.

Das irritierte ihn, denn es war absehbar, was danach der nächste Schritt war: Kinder. Und dann saß er in der Falle. Genau da, wo sein Vater sein Leben gefristet hatte: Zwischen der Versorgung von Frau und Kinder und den Zwängen. Zwänge, wie die Arbeitsstelle um jeden Preis bewahren, den Playboy heimlich auf dem Klo lesen und bei Ertappen interessante Artikel vorschieben zu müssen. Oder gezwungen zu sein, jedes Hobby zu verteidigen und jede kleinste Anschaffung zu rechtfertigen, obwohl es sein Geld war, das er mit harter Arbeit verdiente.

Das war nicht die Art Leben, die Thomas vorschwebte. Es machte ihm geradezu Angst.

Aber auch das konnte er Kathi nicht sagen. Denn dann hätte sie ihm die Pistole auf die Brust gesetzt, von der tickenden biologischen Uhr in ihr gefaselt und ihn wohlmöglich vor die Wahl gestellt: Entweder Heirat oder sie suchte sich einen anderen.

Sie hätte die Auswahl gehabt, keine Frage.

Horrorszenarien taten sich vor seinem geistigen Auge auf. Nein, je weniger er auf das Thema einstieg, je weniger er dazu klare Antworten gab, umso besser. Sie musste selbst erkennen, dass es so mit ihm nicht laufen würde, weil das letztendlich auch für sie das bessere Leben war.

In diese und ähnliche Gedanken versunken stand er früh morgens an seinem Tapeziertisch auf dem Flohmarkt. Einmal im Jahr machten sie das. Sie verkauften angesammelten Kram der Familie.

Diesmal lag auch dieser rote Schirm auf seinem Tisch. Kathi hatte den Fund nicht gewollt. Sie mochte das auffällige Rot nicht. Deshalb lag das Stück hier vor ihm zum Verkauf angeboten. Kathi hatte darauf bestanden, als hätte sie geahnt, was es damit auf sich hat.

Seine Freundin hatte sich gerade verabschiedet, wollte selbst ein wenig stöbern gehen. Sie kaufte gerne gebrauchte Dinge für die gemeinsame Wohnung und es war ihm nur recht, dass sie dafür nicht so viel Geld ausgab. Sie war in diesem Punkt durchaus vernünftig.

Sein erster Kunde an diesem Morgen war ein junger Kerl, der ihm seinen alten Motorradhelm abkaufte. Er musste ein wenig handeln, gab dann im Preis nach, weil er das Stück nicht wieder mit nach Hause nehmen wollte. Außerdem beobachtete er aus den Augenwinkeln schon die zweite Kundschaft, also wickelte er das Geschäft zügig ab.

Eine junge Frau drehte interessiert den roten Schirm in den Händen. Sie wäre ihm auch aufgefallen, wenn sie nicht an seinen Tisch getreten wäre. Eindeutig dritte Kategorie! Und sie trug keinen Ring am Finger.

Sie hatte langes, sehr glattes helles Haar, so hell, dass es beinahe weiß wirkte. Ihre Augen leuchteten in einem hellen Blau, schauten aufmerksam, erweckten sofort den Eindruck, dass sich hinter dieser Stirn ein kluges Köpfchen befand. Aber richtig auffallend waren ihre Augenbrauen. Die waren so hell, dass es auf den ersten Blick erschien, als hätte sie gar keine.

Eine echte Blonde, das ganze Gegenteil von Kathi, die mit ihrem dunklen Teint stundenlang in der Hitze braten konnte, ohne sich einen Sonnenbrand einzufangen. Deren beinahe schwarzes Haar war zwar auch lang, aber gelockt, künstlich, durch Dauerwelle. Er hatte Kathi vergeblich davon abbringen wollen, doch eines Tages war sie so nach Hause gekommen. Es hatte ihm nie so recht gefallen.

Aber die hier, die war echt. Die hatte was Schwedisches an sich, zumindest Holländisch. So eine wie die bekam man selten zu Gesicht, zumindest nicht hier in diesem Land. Sex mit dieser Frau musste einem Schleiertanz auf dem Vulkan gleichen, dachte er.

Er wurde von den Bildern seiner Fantasie dermaßen vereinnahmt, dass er ihre Frage gar nicht richtig aufnahm, gleichwohl er sie beinahe anstarrte.

„Was soll der Schirm denn kosten?", richtete sie das Wort an ihn. Sie sah ihn erwartungsvoll an, weil er nicht gleich antwortete.

Er schob die Hände in die Taschen seiner Jeans, bemüht, ein lässiges Bild abzugeben.

„Einen Zwanziger", brachte er schließlich hervor. Er nannte einfach irgendeinen Preis. Jede Antwort war besser als sie dumm anzuglotzen.

„Zehn."

Sie sagte es im Ton eines gewieften Pferdehändlers und schaute ihn auch so an.

Es überraschte ihn. Ein so forsches Verhandeln hatte er ihr nicht zugetraut. Ihr Blick war kein Bisschen scheu und reizte ihn, auf das Spiel einzusteigen.

Er schüttelte den Kopf und mimte Entrüstung. „Siebzehn."

„Vierzehn."

Sie feilschte selbstsicher weiter, hielt ihm mit ihrem Angebot schon zwei Scheine unter die Nase.

„Also gut, weil Sie es sind", gab er sich lächelnd geschlagen. Er fand seine Taktik passend, denn sie gewinnen zu lassen, stimmte sie ihm gegenüber bestimmt milde.

Dass er flirtete war kein wirklich bewusster Akt, sondern eher ein Instinkt. Jede Frau dieser Kategorie rief in ihm unwillkürlich den Jagdgeist wach. Allerdings hatte er, seit er mit Kathi zusammen war, selten eine andere Frau angesehen. Aber die hier war auch ein Klasseexemplar! Kein Mann würde da wegschauen.

Er reichte ihr den Schirm und sie hakte ihn in den Griff ihrer großen Umhängetasche.

Er überlegte fieberhaft, wie er sie unauffällig in ein Gespräch verwickeln konnte.

„Ich habe noch kein Wechselgeld", grinste er sie an, obwohl das nicht stimmte. Kathi hatte ausreichend Kleingeld mitgebracht.

„Sie sind erst meine zweite Kundin heute morgen", behauptete er weiter ohne mit der Wimper zu zucken, „brauchen Sie nicht noch etwas?"

Sein Blick schweifte über das vor ihm ausgebreitete Angebot. Er ließ sich Zeit, denn viel mehr als ein Kaufobjekt suchte er nach dem nächsten Satz.

„Hier!"

Er hielt ihr seine blaue Metall-Spardose aus Kindertagen hin. „Für eine Mark gebe ich Ihnen die hier noch!"

Die Superfrau lachte und schüttelte den Kopf, strich sich dabei eine Strähne hinters Ohr. Eine harmlose Bewegung, die ihn aber förmlich ansprang und nicht mehr losließ, als hätte sie ihm damit Fesseln angelegt.

„Aus dem Alter bin ich raus!", antwortete sie.

Er stellte die Spardose wieder auf den Tisch und griff nach dem nächstbesten Gegenstand. Es war ein geschmackloser Blechengel, den Kathi von ihrer Tante bekommen hatte, der weder ihr noch ihm gefiel. Er wollte ihn ihr gerade anbieten, als sie es sich doch anders zu überlegen schien.

„Lassen Sie mal sehen!"

Sie streckte die Hand über den Tisch in Richtung der Spardose, die direkt vor ihm stand. Sie hatte schlanke Finger, wie eine geübte Harfenspielerin, rotlackierte Nägel, die passten gut zu dem Schirm.

Er legte ihr die Dose in die Hand wie das Pfand einer geheimen Abmachung. Sie nahm sie mit einem kurzen Lächeln entgegen, drehte und betrachtete sie von allen Seiten, dann mit gerunzelter Stirn.

„Die Ingenieure der Atomkraftwerke haben sich wohl von Kindheitserinnerungen leiten lassen", versuchte er einen Scherz.

„Was?", fragte sie irritiert. Sie schien ihn überhaupt nicht beachtet zu haben.

„Die sehen doch alle irgendwie aus wie diese Spardose, finden Sie nicht?"

Er zeigte mit dem Finger auf die Form.

„Ja. Stimmt."

Sie sagte es etwas geistesabwesend, steckte die Dose aber entschlossen in ihre Tasche.

„Gut. Ich nehme sie. Ich glaube, ich habe eine Verwendung dafür."

Er legte sich ins Zeug, versuchte all seinen Charme in eine Geste der Freundlichkeit zu legen. Aber sie sagte nichts weiter, wendete sich zum Gehen.

Thomas warf einen schnellen Blick rundum, ob Kathi nicht irgendwo in der Nähe unversehens auftauchte. Auch dies eher aus Instinkt. Doch seine Freundin war vermutlich am anderen Ende des Marktes, um die Gänge systematisch abzulaufen, wie sie es für gewöhnlich tat.

„Ich lade Sie auch noch auf einen Kaffee ein, dann ist das aber wirklich ein faires Geschäft!", sagte er schnell. „Ich muss nur auf meinen Partner warten! Der ist gerade zur Toilette. Ich kann jetzt hier nicht weg."

Er sagte „Partner" und „der". Die Worte hatten den Beigeschmack des Betrugs, aber wenn er den Begriff „Freundin" verwendet hätte, wäre die Frau bestimmt gegangen.

Sie winkte zu seiner Enttäuschung trotzdem dankend ab. Aber so schnell wollte er nicht aufgeben. Die Frau war ein kleines Risiko wert, fand er.

„Dann kommen Sie später nochmal vorbei!", schlug er vor, weil sie gesagt hatte, dass sie noch ein wenig herumlaufen wollte. Und: „Das passt doch gut!"

Sie blieb unverbindlich, sagte aber nicht nein und zog von dannen. Er verfolgte ihren Weg, beobachtete, wie sie am Ende des Gangs um die Ecke in den nächsten bog.

Sobald Kathi auftauchen würde, wollte er unter einem Vorwand selbst losziehen. Das war nicht ungewöhnlich, das machten sie immer so. Er würde die Frau schon wiederfinden. So groß war der Markt nicht.

Doch als Kathi endlich zurückkam, fing es leicht zu regnen an. Trotzdem verabschiedete er sich, sagte, dass er schnell sein musste, weil nun bestimmt viele Händler abbauen würden und er etwas Bestimmtes suchte. Obwohl auch Kathi genau das vorschlug, nämlich selbst abzubauen und anfing ihre Sachen einzupacken, wendete er sich ab.

„Nur kurz!", winkte er ihr zu. „Ich bin gleich wieder da. Fang schon mal ohne mich an!"

Er entdeckte die Superfrau schnell in der Menge, besser gesagt den aufgespannten roten Schirm. Er schwamm in einer sich aus dem Markt geschwind fortbewegenden Woge an dunkleren Schirmen in Richtung der Hauptstraße.

Thomas zog sich die Kapuze seines Baumwoll-Sweaters über den Kopf und rannte los. Doch wegen der zahlreichen aufgespannten Schirme kam er nicht zügig vorwärts, musste sich ständig wegducken, um sich deren Spitzen nicht ins Gesicht zu rammen. Er verlor den roten Schirm aus den Augen und drehte enttäuscht um.

Ein Déjà-vu ergriff Besitz von ihm.

Wochen später fuhr er mit seinem neuen GTI von der Arbeit nach Hause. Seit ein paar Tagen war er als Computerspezialist für die ersten Großrechner der neuen Zeit, ein jungfräulicher Beruf mit viel Zukunft, auf einem neuen Projekt eingesetzt. Er war beauftragt, zum ersten Mal alleinverantwortlich, ein Programm in der Verwaltung einer großen Fahrradfabrik einzuführen. Es war ein wichtiges Unterfangen für seine Firma und man hatte ihm einen Karrieresprung versprochen, wenn er es gut machen würde.

Er nahm den längeren Weg nach Hause, hörte laut Musik, passend: *Born to be alive*[6]. Das Dröhnen des Basses eilte dem schwarzen Wagen mit den sportlich grauen Seitenstreifen und dem windschnittigen Heckspoiler weit voraus.

Eine Mischung aus Motivation und Frust lenkte ihn. Etwas in ihm zwang ihn förmlich dazu, sich auf diese Weise Luft zu verschaffen. Er wollte das Adrenalin des Tages, das sein Blut in Wallung versetzt hatte, runterfahren, auch etwas nachdenken über dieses andere in ihm, diese Desillusionierung, die sich seit einiger Zeit in ihm breitmachte. Und das konnte er am besten bei dröhnender Musik und in Bewegung.

Kathi war gegen den Kauf auf Raten gewesen. Sie hatte den Wagen als unnötig bezeichnet, war der Meinung, dass es ein gebrauchter Käfer auch getan hätte. Die waren schließlich auch wieder hip. Wenn es nach ihr gegangen wäre, hätten sie das Geld für andere Dinge gespart. Doch er hatte sich durchgesetzt. Er hatte den GTI bestellt, schließlich zahlte er die Raten alleine. Es war sein Auto!

Thomas war ein reflektierter Mensch. Er dachte viel nach, auch über sich selbst. Dass er sich damit durchgesetzt hatte, war wichtig gewesen. Damit hatte er sich nicht nur einen Herzenswunsch erfüllt. Er hatte Kathi auch eine unmissverständliche Botschaft geben wollen, dass er andere Prioritäten setzte, dass er keine Absichten hegte, sein hart verdientes Geld in Kinder und Familie zu investieren. Er war dazu einfach

---

[6] Patrick Hernandez, 1978

noch nicht bereit. Er wusste nicht einmal, ob er es je sein würde.

Aber das war noch nicht einmal der kritischste Punkt an der Angelegenheit. Denn es war ihm seit der Sache mit den Briefen, die ihn unter Chiffre erreicht hatten, etwas klargeworden. Diese Frauen hatten alle zwischen den Zeilen einen Ernährer für sich, und einen Erzeuger für ihre ersehnten Kinder gesucht. Ohne Ausnahme, alle hormongesteuert, wenn man von der einen originellen Antwort absah. Aber wer wusste das schon? Die war vielleicht nur etwas cleverer gewesen? Und wenn all diese Frauen dieses eine Ziel vor Augen gehabt hatten, warum dann nicht auch Kathi?

Bisher hatte er geglaubt, sie sei anders, sie hätte Spaß an ihrem Beruf, würde immer arbeiten wollen und am Leben da draußen teilnehmen, sich aktiv einbringen, sich weiterentwickeln, auf eigenen Beinen stehen, wie man so schön sagte, kurzum: Eine Frau, die man nicht tragen musste.

Aber er hatte diese Sichtweise auf sie verloren.

Er wusste, was Projektionen waren und hielt es nun für möglich, dass er es selbst gewesen war, der ihr dieses Wunschbild aufgeprägt hatte. Sein Wunschbild.

Der Gedanke erfüllte ihn mit tiefer Enttäuschung. Dieses Wort kreiste wie eine Säge durch sein Hirn und zerschnitt die Silben: Ent-täuschung, beraubt von der Täuschung, der er erlegen gewesen war.

Seit dieser Entdeckung hatte er ihre Berichte über Hochzeiten oder, seit neuestem, erste Geburten, mit anderer Wachsamkeit verfolgt. Er hatte darauf geachtet, ab und zu interessiert nachzufragen, nicht den Eindruck von Abwehr zu erwecken, denn dann hätte sie wohlmöglich aufgehört, ihm davon zu erzählen. Je mehr er das getan hatte, umso bestätigter hatte er sich in seiner These gefühlt. Selbst das Auto, immer wieder ein Thema der Diskussion zwischen ihnen, schien nicht genug Ausdruck seiner Haltung. Sie verstand nicht, oder wollte nicht verstehen.

Liebte er sie überhaupt noch?

Hatte er sie je geliebt?

… born to be alive …

Mit diesem Song schwang immer das verschwommene Bild seines Vaters vor seinen Augen. Zuerst war ihm das gar nicht aufgefallen, doch irgendwann hatte er diese Wiederholung bemerkt und das Band dann an dieser Stelle vorwärtsgespult.

Nicht so an diesem Abend. Er ließ es laufen und sang sogar mit. Er kannte die gesamte Langspielplatte, die er auf eine Kassette überspielt hatte, auswendig. Ein Meisterwerk des Jahrzehnts, wie er immer behauptete und dafür von Freunden und Kollegen ungeteilte Zustimmung erhielt.

Diese Frage!

War es Liebe?

Er hatte sie sich noch nie gestellt und alleine die Tatsache, dass er es nun tat, erschreckte ihn wieder.

Hatte er Kathi je wirklich geliebt?

Wusste er eigentlich, was diese sogenannte wirkliche Liebe war? Vielleicht war er auch damit einer Täuschung unterlegen?

Er hatte nicht wenige Mädchen vor Kathi gehabt, an Erfahrung mangelte es ihm nicht, und sie war die erste gewesen, die Gefühle in ihm geweckt hatte. Aber war das Liebe?

Es war genau in diesem Moment, dass er den Schirm entdeckte. Er hätte ihn aus tausend anderen immer wieder sofort erkannt! Der rote Schirm mit der weißen Rose schlenderte entlang eines Schaufensters, blieb stehen und verharrte etwas schwankend vor den Auslagen des Geschäfts. Er drehte sich beinahe keck etwas hin und her, als wollte er ihm winken.

Mit der Reaktion des GTI-Fahrers riss er das Steuer herum, schleuderte den Wagen mit der Handbremse auf einen Parkplatz direkt vor dem Laden. Die Gasse war beinahe leer, eine wenig frequentierte Seitenstraße, wie gemacht für so ein Manöver auf nassem Untergrund.

Der Schirm fuhr erschrocken herum.

Thomas kurbelte das Fenster herunter und lehnte sich über seinen Ellenbogen hinaus.

„Wie wäre es jetzt mit dem Kaffee?"

Der Regenschirm senkte sich, zögerlich, dann kippte er leicht nach hinten und gab den Blick auf seine Besitzerin frei. Sie beugte sich herab und lugte mit Abstand in das Auto.

Thomas war sich des Überraschungsmoments sicher, ahnte, dass sie sich von diesem freundlichen Überfall geschmeichelt fühlen musste. Sofern sie ihn wiedererkannte.

Die langen Haare fielen ihr über die Schultern und über ihre Stirn ins Gesicht. Der Ausdruck auf diesem war geprägt war von einem forschenden Suchen, das sich dann ein wenig erhellt zeigte. Sie schien ihn tatsächlich wiederzuerkennen.

„Ah!", sagte sie schlicht. „Sie."

Hatte er bisher kaum noch an sie gedacht, so drängte sich nun der erste Eindruck von damals nicht nur in den Vordergrund, sondern verwandelte sie vor seinen Augen sogar in ein gottgleiches Wesen. Beinahe konnte er dieser Metamorphose zusehen. Die zweite Begegnung mit ihr traf ihn mit der Wucht der Kristallisation seiner ersten Schwärmerei. Ein Blitz hätte ihn nicht erbarmungsloser treffen können. Sie war unbestritten noch schöner als er sie in Erinnerung hatte!

„Sie haben mich erschreckt!", sagte sie mit einem Vorwurf über seine Unverschämtheit und richtete sich wieder auf.

Sein Jagdinstinkt ließ ihn blitzschnell reagieren. Er sprang aus dem Auto, ließ die Tür offenstehen und baute sich in ganzer Größe vor ihr auf.

„Das tut mir leid!", erwiderte er. „Das war nicht meine Absicht. Dann schulde ich Ihnen jetzt wohl mehr als nur einen Kaffee."

Er grinste sie an, schelmisch. Es war eine seiner siegreichsten Waffen, der bisher nur wenige Frauen hatten widerstehen können.

Sie schaute ihn lange an, als sei er durchsichtig, als fixiere sie einen Punkt in seinem Rücken. Unwillkürlich drehte er kurz den Kopf, aber da war niemand. Sie standen alleine auf der feuchten Straße.

„Ein anderes Mal", sagte sie dann. Sie senkte kurz die Augen. „Ich hatte heute einen schweren Tag."

Sie wendete sich ab und wollte mit einem gemurmelten „Danke für das Angebot" weiterlaufen.

Die Überraschung war nun auf seiner Seite. Sie lähmte ihn kurzfristig. So hatte bisher noch keine auf seinen unwiderstehlichen Charme reagiert. Selbst, wenn er damit nicht immer sofort erfolgreich gewesen war, zumindest ein Gespräch hatte er auf diese Weise immer beginnen können. War er aus der Übung gekommen?

„Das kommt nicht infrage!"

Er lief um sie herum und stellte sich ihr in den Weg.

„Sie sind mir schon beim ersten Mal davongelaufen", fuhr er fort. „Heute lasse ich Sie nicht noch einmal einfach weggehen."

So gezwungen, blieb sie stehen.

Dadurch ermutigt, obwohl man das nicht unbedingt so sehen musste, schlug er einen übertrieben demütigen Ton an.

„Seit Wochen laufe ich mit Schuldgefühlen herum, weil ich Ihnen zu viel Geld für diesen alten Schirm abgeknöpft habe. Geben Sie mir eine Chance, das wiedergutzumachen.“

Mit der inszenierten Drama-Komik eines Bühnenschauspielers legte er dabei die Hand auf die Stelle seines Herzens und machte eine leichte Verbeugung.

Er sah es sofort: Er hatte die richtigen Worte getroffen. Wieder senkte sie den Blick auf ihre Schuhe, diesmal länger. Dann machte sie einen tiefen Seufzer.

„Also gut“, willigte sie mit einem Augenaufschlag und einem Lächeln ein. „Aber nur auf einen Kaffee.“

Eine Hitzewelle jagte durch seine Venen, ein lang vermisstes Gefühl, wie er feststellte. Seine Fantasie begann zu galoppieren.

Er reichte ihr den Arm wie ein Kavalier der alten Schule, noch immer etwas übertrieben, um klarzustellen, dass er das nicht war, aber die Geste dennoch beherrschte. Sie ließ es zu, dass er sie auf diese Weise zu der Wagentür auf der anderen Seite führte. Doch kurz vor dem Einsteigen überlegte sie es sich anders.

„Dort am Ende der Straße ist ein Café“, meinte sie. „Laufen wir!“

„Alles, was Sie wünschen!“

Er schloss den Wagen sorgfältig ab und reichte ihr die Hand: „Ich heiße Thomas.“

„Doris.“

Sie war keine für eine Nacht. Bei der musste man Zeit und Geduld investieren. Das war von Anfang an klar gewesen. Diese spontane Verabredung hatte ihn kalt erwischt, aber er hatte es gut gemeistert.

Er hatte ihr tatsächlich nur einen Kaffee bestellt. Alles andere wäre ein großer Fehler gewesen. Das Gespräch hatte er über den Schirm eingeleitet. Er hatte sich mit einer fadenscheinigen Ausrede dafür entschuldigt, dass er angeblich zu viel dafür verlangt hatte, hatte ein Kompliment eingeflochten, dass sie gut zu verhandeln wusste, die Vermutung geäußert, dass dies sicher ein Können ihres Berufes war und sie damit dazu gebracht, von sich zu erzählen.

Sie hatte wiederholt, dass ihr Tag schwer gewesen war, hatte über einen Konflikt mit einer Kollegin berichtet, in dem sie sich nicht sehr heldenhaft verhalten hatte. Er war ein wenig überrascht gewesen über diese große Offenheit, nachdem sie anfänglich so zögerlich gewesen war.

Doch sie gab sich derart von Selbstzweifeln zermürbt, dass er ein leichtes Spiel hatte. Diese Kollegin schien, ihrer Erzählung nach, eine rechte Emanze zu sein, trotzdem eine, deren Freundschaft sie innig schätzte. Sie betonte es immer wieder. Die war nun gefährdet. Diese Frau hatte sie in eine schlimme Situation gebracht und nun warf sie sich selbst vor, die eigene Position gewahrt und sie nicht unterstützt zu haben. Und immer wieder hatte sie diesen einen Satz eingeflochten: „Sie hatte ja nicht unrecht mit ihrem Anliegen.“

Es war nicht im Geringsten aufgesetzt gewesen, als er ihr versichert hatte, dass sie in seinen Augen richtig gehandelt hatte. Nebenbei war es auch die genau stimmende Reaktion für den weiteren Gesprächsverlauf gewesen. Es hatte einfach gepasst! Er hatte gar nicht groß überlegen müssen, was er wie sagen musste, um zu seinem Ziel zu gelangen. Es war wie geschmiert gelaufen und er hatte sich dieser Superfrau dabei selbst wunderbar nahe gefühlt.

Sein Ziel, die Einladung zu einem zweiten Treffen, einem Abendessen im Restaurant, hatte er nach einer knappen Stunde ausgesprochen, sicher, dass sie darauf eingehen würde. Sie hatte es auch getan.

Es vergingen zwei Wochen, in denen er jeden Abend, unter dem Vorwand unerschöpflicher Arbeit in der Firma, später nach Hause kam. Auf diese Weise würde es Kathi nicht auffallen, wenn er einmal mehr längst überfällig ins Bett schlüpften würde. Denn man musste auf alles vorbereitet sein. Dieses Essen im Restaurant konnte gut und gern in einem Hotelzimmer enden. Er hoffte es zumindest.

Der Gedanke daran besetzte alle Zellen seines Gehirns. Er war kaum noch in der Lage, sich auf seine Arbeit zu konzentrieren. Ständig drängten sich Bilder vor sein geistiges Auge, Szenen, in denen er sich die Göttin nackt vorstellte, in denen nur ihr langes Haar ihre üppigen Brüste bedeckte. Brüste, die wohlgeformt und größer waren als seine Hand, und er hatte große Hände.

Nicht nur in der Firma hatte er damit zu kämpfen, diese Fantasien im Zaum zu halten. Immer häufiger ertappte Kathi ihn dabei, wie er ohne Fokus zum Fenster hinaus-, auf seinen Teller vor sich hin-, oder beim Zähneputzen grundlos innehielt und in den Spiegel starrte. Er musste sich sehr zusammennehmen.

Über etwas anderes nachzudenken, dazu war er in diesen Tagen nicht mehr in der Lage. Zwar beschlich ihn immer wieder dieses Gefühl der Bedrängnis, eine Art Beklemmung, die sich über seine Brust legte. Auch überfielen ihn kurze Momente des schlechten Gewissens, besonders dann, wenn Kathi sein Verhalten für Überarbeitung hielt und ihm deswegen etwas Besonderes kochte. Letztendlich machte ihn das sogar wütend auf sie und ihre Reaktion, ihn mit Nahrung kurieren zu wollen. Ein Verhalten, wie das ihrer Mütter, die damit ihre Ehemänner im Zaum hielten, damit sie brav weitermachten mit dem, was sie krankmachte.

Kathi verstand es einfach nicht.

Er verstand es dafür umso besser.

Es wurde immer offensichtlicher für ihn. Immer häufiger musste er einen Waldlauf machen, damit der Druck wegging. Er lief ständig in diesen Tagen. Und auch das hielt Kathi für eine gute Idee, wie er beobachtete. Nie hatte er sie für so oberflächlich gehalten.

Schließlich kam er zu dem Schluss, und das auf natürlichem Wege, ohne groß darüber nachgedacht zu haben, dass es ein Wink des Schicksals sein konnte, dass er Doris so unverhofft wiedergesehen hatte. Die Begegnung mit ihr konnte eine Entwicklung anstoßen, die ihn in die Freiheit führen würde.

Er wusste, dass er mit Kathi reden musste. Dringend. Er musste eine passende Gelegenheit abwarten. Aber was war eine passende Gelegenheit?

Wenn er ihr die Wahrheit sagte, dann würde sie die Ursache nicht in der Schieflage ihrer Beziehung suchen, sondern nur *die Andere* verteufeln. Sie würde nicht über sich selbst nachdenken. Er wäre schlicht der Verbrecher und sie das Opfer. Und diese Karte würde sie gekonnt ausspielen, da war er sich sicher. Er würde zum Scheißkerl in ihrem Freundeskreis abgestempelt werden, von ihrer Familie ganz zu schweigen. Nicht einmal seinen eigenen Freunden konnte er in diesem Punkt wirklich vertrauen. Der eine oder andere würde die Chance ergreifen und sich mit geheucheltem Mitgefühl an sie ranmachen. Die soziale Ausgrenzung wäre ihm sicher!

Er verwarf diesen Plan. Es war besser, Kathi erkannte selbst, dass ihre Beziehung nicht mehr das war, was sie sich wünschte. Noch ignorierte sie die Zeichen einfach, dabei waren sie doch so deutlich! Sie verrannte sich in gebastelte Zukunftsträume. Er würde dem Erkenntnisprozess nachhelfen müssen.

Von diesem Tag an verging kaum ein Abend oder ein Wochenende, an dem sie nicht stritten. Er war gereizt und brauste wegen jeder Kleinigkeit auf.

Es war nicht einmal gespielt, sein Nervenkostüm war wirklich zum Reißen angespannt. Denn je mehr sich die Lage zwischen ihnen zuspitzte, umso vehementer versuchte Kathi, ihn zu Gesprächen zu zwingen. Gespräche, in denen sie ihm viele Fragen stellte und er versuchte Antworten zu finden, die dazu dienen konnten, sie selbst auf den Weg der Erkenntnis zu führen. Von Gefühlen überschwemmt brach sie aber meist irgendwann in Tränen aus und er konnte dann nicht mehr anders, als die Tür zu schlagen und zu gehen. Oder sie zu trösten, was noch schlimmer war.

Trotz des Energieaufwandes, den er in diese Auseinandersetzungen investierte - das war er Kathi schließlich schuldig - wollte bei seiner Partnerin keine Erkenntnis reifen. Nie kam ein Satz in der Art, dass sie ihre Beziehung infrage stellte, dass sie so nicht weitermachen wollte oder dass ihr das alles zu viel wurde. Diese Diskussionen brachten sie nicht weiter.

Er begann den Verdacht zu hegen, dass sie sich absichtlich dumm stellte, weil sie die Strategie verfolgte, ihn sozusagen ausbluten zu lassen. Dieser Gedanke weckte seinen Kampfgeist. Darin war sie ihm unterlegen! Das würde sie nicht durchhalten.

Warum wollte sie nicht begreifen, dass eine saubere Trennung nur dann vonstatten gehen konnte, wenn sie selbst auch erkannte, dass er nicht der Richtige war? Er wollte nicht im Kampf mit ihr auseinandergehen. Er wollte nicht sein soziales Umfeld riskieren. Er wollte, dass sie ihn verstand. War das so schwer zu begreifen?

Das Abendessen mit der Göttin verlief so harmonisch wie das erste Treffen. Er musste sich nicht sonderlich bemühen, das Gespräch lief angeregt und spritzig. Immer wieder lachten sie, wechselten einvernehmliche Blicke und ließen sich gegenseitig von ihren Tellern kosten. Jede Geste war ein klares „Ja" zu einem anschließenden Tête-à-tête in einem Hotel.

Als sie dann später in der Nacht - sie waren noch in eine Piano Bar gegangen - schließlich vor ihm stand wie Gott sie geschaffen hatte, verschlug es ihm die Sprache. Sie war noch perfekter gebaut als jedes der Bilder seiner Fantasie! Ihre Brüste waren groß und fest, wie modelliert. Ihre Beine lang und schlank. Ihre Hüften fest, aber rundlich. Alles verbunden durch eine schmale Taille, die ein dezenter Bauchnabel zierte. Nur ihr Haar, das trug sie zunächst hochgesteckt und nicht lang. Doch als sie die Klammer herausnahm, die weißblonde Pracht über ihre Schultern fiel wie ein Tuch aus Seide und sie sich ihm auf dem Bett auf allen Vieren langsam näherte, gab es für ihn kein Halten mehr.

Der Sex war dann aber nicht der ersehnte Schleiertanz auf dem Vulkan. Er kam zu früh. Sie war zu eng. Es fühlte sich fantastisch an, nichts, was er bisher auch nur annähernd erlebt hatte. Zu fantastisch. Seine Physionomie war dem nicht gewachsen.

Sie mussten einen zweiten Anlauf nehmen und er füllte die Pause dazwischen mit Komplimenten über ihren perfekten Körper. Sie lächelte nur.

Das vertrug er eher schlecht, denn er war sich nicht sicher, ob sie ihn und diese Situation nicht eher *be*lächelte. Doch der nächste Anlauf klappte und er brachte sie dahin, wo er sie hatte haben wollen.

Bis sie das Hotel gemeinsam verließen und er sie nach Hause begleitete - sie schmiegte sich dabei während der ganzen Fahrt an ihn - war es bereits nach drei Uhr.

Müde, jedoch im Bann der vergangenen Stunden gefangen, schloss er leise die Tür zu der gemeinsamen Wohnung mit Kathi auf, legte vorsichtig den Schlüssel in die Schale auf der Kommode im Gang und knipste das Licht an.

Diesmal traf ihn der Schock nicht nur symbolisch. Er machte beinahe einen Satz in die Luft, als er sie direkt vor ihm am Küchentisch sitzen sah.

Ihre Haare waren zerzaust. Sie hatte geheult, die roten, verschwollenen Augen zeugten davon.

„Was machst du da?", fragte er und der Ton des Vorwurfs kam ganz natürlich über seine Lippen.

Es war ihm in diesem Augenblick bestimmt nicht nach einem Gespräch! Nicht, nach einer solchen Nacht! Nicht nach dem Traum, den er gerade gelebt hatte! Nicht nach einer Ekstase, die er so nie für möglich gehalten hatte! Nicht um diese Uhrzeit! Nicht so!

Nicht mit ihr.

„Was sitzt du da im Dunkeln mitten in der Nacht!", fuhr er sie wieder, diesmal in schärferem Ton, an. „Du hast mich zu Tode erschreckt!"

Kathi antwortete nicht.

Sie fragte nicht, warum er so spät nach Hause kam.

Sie sagte gar nichts.

Er wendete ihr den Rücken zu, unter dem Vorwand, die Jacke auszuziehen und an die Garderobe zu hängen - eine Handlung, die er so bei Betreten der Wohnung nie ausübte. Es fiel ihm gerade noch rechtzeitig auf und er hielt inne, warf dann die Jacke über die Stuhllehne, so wie immer.

Wusste Kathi Bescheid?

Wie konnte sie das wissen?

Niemand hatte von der Verabredung gewusst. Niemand!

Er sah sie an und wartete.

Sie sah elend aus. So hatte er sie nur einmal gesehen. Damals, als sich ihre Eltern getrennt hatten, nach einem halben gemeinsamen Leben und drei Kindern. Obwohl sie schon erwachsen gewesen war, hatte Kathi damals so ausgesehen, als sie die Nachricht erhalten hatte.

Ein rettender Gedanke schob sich vor seine Panik. Vielleicht war es etwas anderes? Vielleicht wusste sie doch nichts? Es musste etwas mit ihrer Familie geschehen sein.

Er machte einen Schritt auf sie zu und legte ihr sanft die Hand auf die Schulter.

„Was ist los?", fragte er mit einer Stimme des Mitgefühls, so sanft, dass er sich damit selbst überraschte.

Aber es war nicht geheuchelt. Denn mit dem Verschwinden der eigenen Angst, entdeckt worden zu sein, war er auch in der Lage zu sehen, dass etwas nicht mit ihr stimmte.

Sie blickte auf, die Augen randvoll mit Tränen. Sie schaute ihn an. Dann sprang sie auf die Beine und schlang ihre Arme um seinen Hals.

„Was mache ich denn jetzt!"

Es war keine Frage. Es war ein Aufschrei, der in ein Heulen mündete, das ihre Schultern erbeben ließ.

Thomas war davon so überrumpelt, dass er sie instinktiv tröstend in seine Arme nahm, ihr den Kopf streichelte wie einem Kind.

„Was ist denn passiert?", fragte er leise.

Er mochte es selbst nicht, aber er empfand es als beinahe befreiend zu denken, dass möglicherweise jemand aus der Familie zu Tode gekommen war. Was für ein fieses Empfinden! Aber trotzdem besser, als in flagranti erwischt zu werden.

Kathi wischte sich mit dem Schlafanzugärmel über die Augen.

„Ich bin schwanger."

Susanne, Trude, Esther, Gerold, Doris, Thomas, überhaupt alle

Sie saß schon eine ganze Weile so da und schaute auf den fast unnatürlich blühenden Mandelbaum vor ihrem Laborfenster. Wie kleine rosa Wölkchen saßen die Blüten auf den langen Ästen. Sie beobachtete es nun das zweite Jahr: Zwei Wochen im Jahr verausgabte sich der Baum mit dieser Wattebäuschchen-Pracht. Danach zog er sich zurück in die Unscheinbarkeit, fristete ein unbeachtetes Dasein.

„Das kannst du nicht machen!", hatte ihre Mutter ihr ins Gewissen geredet. „Es ist deine Cousine! Ihr habt doch als Kinder so viel miteinander gespielt. Du musst hingehen!"

Dann hatte sie ihr, als sei es das größte Geheimnis, anvertraut, dass diese Spielgefährtin von früher heiraten *musste*.

„Das ist heute nicht mehr so", hatte Susanne widersprochen. Sie hatte das Telefon zwischen Ohr und Schulter geklemmt und weiter an ihrem Bericht geschrieben. Es war keine Unterhaltung, bei der man sich konzentrieren musste. Diese Gespräche mit ihrer Mutter liefen immer auf dieselbe Weise ab.

Es waren die gewohnten Reden, die Überleitung zu Fragen in der Art „Und du? Wann heiratest du? Hast du denn jetzt endlich einen Freund? Kleide dich doch wenigstens etwas fraulicher! Zieh mal ein Kleid an! Du läufst immer herum wie ein Mann, kein Wunder!" Wenn ihr Vater gegenwärtig war, warf dieser dann hinter seiner Zeitung ein: „Lass sie doch erst mal ein wenig Geld verdienen! Nun hat sie so lange studiert."

Erst mal. Als ob sie ihren Beruf an den Nagel hängen würde, sobald ein Partner in ihr Leben treten sollte. Es war vergeblich, ihren Eltern zu erklären zu versuchen, dass sie in der Physik-Forschung daran arbeite, eine Verwendung für den nuklearen Abfall der neuen Atomkraftwerke zu finden.

Man wusste noch nicht wohin mit dem Zeug. Zumindest eine Lösung für die Lagerung war erstrebenswert. Das war wichtig. Sie arbeitete an wichtigen Dingen. Das gab man nicht einfach auf, nur weil man vielleicht eine Familie gründen wollte.

„Wenn du nicht als alte Jungfer enden willst, musst du dich aber deiner Familie widmen!", hatte ihre Mutter erwidert.

Diesmal war sie nicht in die gewohnten Vorhaltungen verfallen. Die Tatsache, dass Kathi heiraten *musste*, schien ihr auf seltsame Weise Genugtuung zu verschaffen. Es war immer eine Art Konkurrenz zwischen ihr und ihrer Schwester gewesen, welche Tochter den besseren Weg machte. Offensichtlich war sie, Susanne, auf dem Weg zu ihrem Doktortitel nun doch eine tröstende Zierde für ihre Mutter. Immerhin stand ihr die standesgemäße Heirat ohne *Muss* noch offen, wenn es auch langsam Zeit wurde.

„Ihr Mann macht irgend so etwas mit Computern", war sie fortgefahren. „Kann nichts Großartiges sein, sonst hätte Waldtraut es mir schon längst unter die Nase gerieben."

„Das ist doch ein Beruf mit Zukunft", hatte Susanne erwidert.

„Jedenfalls ist er kein Akademiker", hatte ihre Mutter beharrt, das Thema damit aber beendet und zusammenhangslos den Schluss gezogen: „Du kommst also. Ich kann zusagen."

Susanne hatte geseufzt, sich aber geschlagen gegeben und das Telefonat beendet.

Nun arbeitete sie nicht mehr an ihrem Bericht. Sie starrte aus dem Fenster.

Es war die dritte Hochzeit in diesem Jahr, auf die sie als Single gehen musste. Noch dazu eine aus der Familie. Wie sie das hasste!

Sie sah es schon vor sich: Wie sie alle fragen würden, wann sie nun an der Reihe wäre, warum sie ihren Freund (den sie nicht hatte) nicht mitgebracht hätte, und wie man ihr absichtlich den Brautstrauß in den Schoß werfen würde. Es gab nichts Schlimmeres als alleinstehend auf eine Hochzeit gehen zu müssen, besonders als Frau.

Vielleicht sollte sie ihren Kollegen aus der Abtteilung Quantenphysik fragen, ob er sie begleiten wollte? Er schwänzelte schon eine ganze Weile recht unbeholfen vor ihrem Labor herum. Physiker waren durch die Bank keine großen Frauenhelden. Susanne kannte diese linkischen Annäherungsversuche. Sie war nicht erpicht darauf, ihn näher kennen zu lernen, doch wenn sie mit ihm auftauchen würde, würde sie zumindest diesen familiären Belästigungen bis zu einem gewissen Grad entgehen. Der Strauß würde dann zwar vermutlich erst recht in ihre Richtung fliegen, aber den Rest konnte sie so vermeiden.

Allerdings würde sie ihm dann Hoffnungen machen. Ermutigen wollte sie ihn aber nicht. Er war nicht ihr Typ.

Was wäre wohl gewesen, wenn sie diesen Mann von der Anzeige damals getroffen hätte? Möglicherweise wäre der ihr Traummann gewesen? Vielleicht war der behaarte Typ mit der Goldkette überhaupt gar nicht die Verabredung gewesen?

Diese Frage hatte sie sich schon oft gestellt. Immer dann, wenn sie wieder einer hofiert hatte, der sie nicht die Bohne interessierte. Wieso konnte sie an den Männern, die ihr nachliefen, keinen Gefallen finden?

Sie warf einen Blick auf ihre Armbanduhr. Sie musste den Bericht beenden. Es war schon Freitagnachmittag und sie musste noch ein Geschenk kaufen, bevor die Geschäfte schließen würden. Sie würde eine Enzyklopädie schenken, das konnte jeder Haushalt brauchen. Es war ihr Standardgeschenk. Sie wusste sowieso nicht, was ihrer Cousine sonst gefallen könnte. Sie hatte sie schon eine Ewigkeit nicht mehr gesehen.

***

Egal, wohin man ging, in jeder Abteilung des Kaufhauses wurde man von der Hintergrundmusik aus dem Radio beschallt. Man hielt es für dezent, es sollte das Kaufverhalten anregen. Aber einmal darauf aufmerksam geworden, konnte es aufdringlich sein.

Trude stellte die Porzellanvase der hochpreisigen Manufaktur wieder in das Regal. Vermutlich würde das ihrem Neffen und seiner Braut nicht gefallen. Junge Leute schätzten solche Dinge nicht mehr. Sie sah sich unschlüssig um.

Wolfgang hätte vielleicht eine Idee gehabt? Aber Wolfgang wollte nicht mit ihr auf dieses Fest gehen, er war beleidigt und wollte es ihr auch zeigen. Seit ein paar Monaten gab es ihn in ihrem Leben. Vor kurzem hatte er sie nun gefragt, ob sie nicht zu ihm ziehen wollte und sie hatte es abgelehnt. Sie hatte schlicht nein gesagt, so wie man das Angebot einer Praline zum Kaffee dankend ablehnt.

Obwohl ihre Freundschaft - denn eine richtige Beziehung konnte man das nicht nennen, wenn man in getrennten Wohnungen lebte - eine durchaus gute war. Sie sahen sich regelmäßig, gingen ins Theater oder in die Oper, trafen sich mit Freunden, manchmal übernachtete sie bei ihm oder er bei ihr, sie fuhren auch ab und zu gemeinsam weg. Und immer war es harmonisch. Aber das war in Trudes Augen auch kein Kunststück, so lange man sich aus dem Weg gehen konnte, wenn es nötig war.

Ihr „nein" war Selbstschutz, das wusste sie. Wolfgang hatte zu lange bei seiner Mutter gelebt, als einziger Sohn, dem diese bis kurz vor ihrem Tod noch die Wäsche gewaschen und das Mittagessen für die ganze Woche vorgekocht hatte. Selbst dann noch, als er schließlich eine eigene Wohnung genommen hatte.

Nun, da diese Mutter nicht mehr da war, um ihn zu versorgen, hatte er sie gefragt. Es war offensichtlich, dass er einen Ersatz suchte. Und darauf hatte sie keine Lust. Dazu hatte sie es sich in ihrem Leben längst zu bequem eingerichtet.

Als junges Mädchen hätte sie sich das nie träumen lassen, in ihrem Alter - sie näherte sich langsam der markanten Zahl fünfzig - noch alleinstehend zu sein. Wie alle ihre Freundinnen hatte auch sie ihre Zukunft mit Familie und Kinder vor sich gesehen. Nie im Leben hätte sie gedacht, als sogenannte alte Jungfer zu enden. Denn das war sie in den Augen der anderen. Bestimmt.

Wie war das gekommen? Alte Jungfern, das waren für gewöhnlich vertrocknete Lehrerinnen, Erzieherinnen oder vielleicht noch eine Krankenschwester. Aber doch nicht eine erfolgreiche Frau, die sich durch das Leben gekämpft, die Karriere gemacht und sich einen Platz im Vorstandsbüro erobert hatte!

Und nun heiratete ihr Neffe, den sie vor kurzem noch auf dem Schoß gehalten und spazieren gefahren hatte. Dabei wäre es doch an ihr, als die Ältere, vor ihm diesen Schritt zu tun. Diese Einladung zu seiner Hochzeit war wie ein Spiegel, den ihr das Leben vorhielt: Spieglein, Spieglein an der Wand, sag mir, wer ist die am meisten verkannte Person im ganzen Land?

Dabei war ihr Neffe so gar nicht der Typ zum Heiraten! Er war ein so initiativer junger Mann, voller Dynamik und Pläne, ein kleiner Frauenheld, was sie so mitbekommen hatte. Dass der nun diese Entscheidung getroffen hatte! Das passte nicht. Ohne seine Braut zu kennen - sie mochte ja ein nettes Mädchen sein - in Trudes Augen war das ein großer Fehler. Aber sie war wohl am wenigsten dazu geeignet, an dieser Stelle Ratschläge zu erteilen.

Allerdings konnte sie selbst gerade einen kleinen Rat brauchen. Was sollte sie dem jungen Brautpaar schenken? Wolfgang hätte vermutlich etwas aus der Elektronikabteilung vorgeschlagen.

Trude wendete sich zur Rolltreppe, neben der eine beleuchtete Tafel angebracht war, die den Weg in die entsprechenden Produktbereiche wies. Sie entdeckte die gesuchten Waren im Kellergeschoß des Gebäudes.

Sie betrat die Rolltreppe, die nach unten führte.

Vielleicht sollte sie die Freundschaft mit Wolfgang beenden? Welchen Sinn hatte es, sie aufrecht zu erhalten? Selbst wenn sie ihre Befürchtungen hinsichtlich seiner Motivation mit ihm offen ansprach, würde er im Alltag doch wieder ins alte Verhalten fallen. Sie hatte ihn schon vorher, vor dem Tod der alten Frau, manchmal darauf hingewiesen und er hatte diese so enge Beziehung zu seiner Mutter als völlig normal abgetan. Er neigte zu Bequemlichkeit.

Aber was dann?

Sie sollte sich ein Haustier zulegen. Eine Katze. Oder einen Hund? Nein, der war zu pflegeintensiv. Ihr Beruf ließ das nicht zu. Da konnte sie gleich mit Wolfgang zusammenziehen. Eine Katze war selbstständiger.

Sie lachte laut auf, schüttelte über ihre eigenen Gedanken den Kopf. Die Leute auf der kreuzenden Rolltreppe nach oben warfen ihr verwunderte Blicke zu.

Sie kam im Untergeschoß an und ging schnurstracks auf einen jungen Verkäufer zu, der gerade untätig herumstand. Der hatte das richtige Alter. Der konnte ihr bestimmt mit einer passenden Geschenkidee helfen.

Das tat er auch. Er führte sie zu einem Tisch, griff ein Gerät auf, reichte ihr Kopfhörer hin und forderte sie auf, diese an ihre Ohren zu halten.

„Ein Walkman ist total angesagt bei jungen Leuten!", sagte er begeistert. „Damit werden sie einen Volltreffer landen! Der hier ist das Beste, was zurzeit auf dem Markt ist!"

Er drückte auf einen Schalter und sofort brüllten die *Village People* ihren seit Monaten - beinahe so lange sie Wolfgang kannte - nicht zu entkommenden Ohrwurm „YMCA" in ihr Trommelfell.

„Ist das nicht eine super Tonqualität?!", schrie der junge Mann sie an, was sie trotz der Lautstärke der Musik erstaunlicherweise hören konnte. „Das ist nicht zu toppen!"

Sie nahm den Bügel vom Kopf, zupfte sich ihre Frisur wieder zurecht und reichte ihn dem Verkäufer wieder hin.

„Toll, was?", wiederholte dieser abermals, nun in normalem Unterhaltungston.

Trude schaute ihn zweifelnd an: „Meinen Sie wirklich? Das kann doch nur einer benutzen. Ich hatte eher an etwas gedacht, dass einem Paar zusammen Freude bereitet."

„Das macht doch nichts", schüttelte der Verkäufer überzeugend den Kopf. „Sie können sich doch abwechseln. Man verwendet einen Walkman beim Waldlauf oder beim Spaziergang, da ist man sowieso alleine."

Trude sah ihn an, als spreche der Verkäufer eine für sie nicht verständliche Sprache. Einen Waldlauf und Spaziergang machte man doch gerade deshalb, weil man die Natur und die Stille suchte oder miteinander ungestört reden wollte.

Der junge Mann schien ihre Zweifel an ihrem Gesicht abzulesen. Er lächelte sie etwas nachsichtig an, nickte schon im Vorfeld seiner Worte.

„Glauben Sie mir! Damit landen Sie den Volltreffer auf dem Geschenktisch. Vertrauen Sie mir!"

Trude fragte nach dem Preis. Dieser kleine Musikapparat war bestimmt auch der teuerste, der zurzeit auf dem Markt war. Aber schließlich war es ein Hochzeitsgeschenk, da wollte sie als Tante nicht kleinlich sein. Immerhin war damit zu rechnen, dass ihr Neffe wissen würde, wie viel sie dafür ausgegeben hatte. Die Porzellanfigur hätte das nicht hergegeben.

Sie nickte und bat darum, das Gerät als Geschenk zu verpacken, was der Verkäufer mit Begeisterung versprach. Er brachte es mit dieser Bitte zu einer Kollegin, die sich sofort an die Arbeit machte. Er kassierte inzwischen.

Die Farbfernseher im Hintergrund, aufgeschlichtet zu einer Wand, die wie tausend Facetten alle das gleiche Bild zeigten, wechselten zu den Nachrichten. Trude füllte gerade mit ihrem Kuli den Euroscheck aus, mit dem sie die Ware bezahlen wollte, als auf den Bildschirmen hinter dem Verkäufer ein ihr bekanntes Gesicht erschien.

Ihr Lieblingsschriftsteller lächelte sie tausendfach an. Wie damals, am Restaurantisch, als sie sich persönlich getroffen hatten! Ein beinahe vertrautes Lächeln, das nur ihr zu gelten schien.

Sie hielt im Schreiben inne, richtete sich auf, versuchte zu hören, was im Fernsehen gesprochen wurde. Da sie es nicht verstand, ergriff sie Scheck und Stift und machte ein paar Schritte weg von dem Tresen hin zu der TV-Wand. Der junge Mann hinter der Kasse schaute ihr verwundert hinterher.

Trude trat nahe an ein Gerät, dessen Lautstärke testweise eingestellt war. Hatte er ein neues Buch herausgebracht? Es war ungewöhnlich, dass dies in den Nachrichten berichtet wurde.

Dann hörte sie, wie der Sprecher im nüchternen Ton des Berichterstatters sagte, dass der Schriftsteller überraschend verstorben sei. Innerhalb von nur fünf Monaten sei er im Alter von dreiundfünfzig Jahren einem Krebsleiden erlegen.

Trude erstarrte wie unter Schock. Der Fernseher redete weiter über seine Werke und das, was dieser Intellektuelle für die Gesellschaft des Landes bedeutet hatte. Ein kalter Schauer lief ihren Rücken hinab.

Sie war fassungslos.

Ihre Arme sanken links und rechts entlang ihres Körpers an ihr herab. Der Scheck glitt aus ihrer Hand, schwebte sanft, wie ein vertrocknetes Blatt im Herbst vom Baum, in schaukelnden Bögen zu Boden.

Die Bilder der Erinnerung an das persönliche Treffen mit ihm drängten in den Vordergrund. Sie entmachteten das, was sie versuchte, an Information aus den Nachrichten noch aufzunehmen. Beides mündete in ein einziges Ringen in ihrem Inneren.

Das durfte nicht wahr sein!

Auch, wenn sie ihn nach dieser Zusammenkunft nie wiedergesehen hatte, nie wieder auch nur zwei Zeilen von ihm erhalten hatte, war er ein wichtiger Teil ihres Lebens. Nun gewesen. Seine Worte waren ihr ein ständiger Begleiter. Gewesen. Seine Gedanken Zündungen der Freude. Vorbei.

Das Bild auf den Fernsehern war längst verschwunden. Der Sprecher berichtete bereits von etwas anderem.

Trude zog ein Taschentuch hervor, putzte sich die Nase. Die Tränen aber, die ihr in den Augen standen, ließen sich nicht aufhalten.

***

Die letzte Probe des Kirchenchors lief auf Hochtouren.

Esther hatte aufgrund ihrer zweiten Eheschließung die Gruppe gewechselt und war dem Chor beigetreten. Die Frauen im katholischen Bund waren ihrer Entscheidung, einen evangelischen Mann zu heiraten, nicht freundlich gegenübergestanden. Zumal dieser um einige Jahre jünger war als sie, genau genommen sechzehn. Aber sie hatte sich davon nicht abbringen lassen. Seit der Reise nach Rom waren diese Bekannten sowieso merkwürdig zurückhaltend geworden.

Gerold und sie waren ein Paar, das den zweiten Anlauf wagte. Sie war einfach nicht dazu gemacht, als Witwe zu leben. Für Gerold war es, genau genommen, nicht der zweite, sondern überhaupt ein Anlauf, denn er hatte es nie geschafft zu heiraten, obwohl er es öfters versucht hatte, wie er behauptete.

Sie hatten sich bei einer Wohltätigkeitsaktion kennen und schätzen gelernt. Sie hatte ein Kissen für eine Türkin gestickt, dessen Sohn vom eigenen Vater auf offener Straße erstochen worden war, ohne dass einer der zahlreichen Passanten helfend eingeschritten wäre. Sie war darüber so entsetzt gewesen, dass sie sich sofort an die Arbeit gemacht hatte.

Gerold hatte diese Erschütterung mit ihr geteilt, denn er hatte in seiner Firma - er arbeitete noch immer in der bekannten Radfabrik am Ort - eine Spendensammlung organisiert, die der Familie den Rückflug in die Heimat ermöglichen sollte. Er hatte sogar mehr als die nötige Summe für die fünf Tickets zusammengetragen. Wenn auch die größten Spenden von Kommentaren wie „Wenn es hilft, das Pack außer Landes zu schaffen, spende ich gerne!", oder „die hätten besser gleich dortbleiben sollen!" begleitet gewesen waren, das Geld hatte er genommen. Esther gefiel es, dass er ein so guter Christ war.

Diese bösen Dinge hatten sie der armen Frau selbstverständlich nicht gesagt. Die türkische Familie hatte eigentlich gar nicht zurückgewollt in die Heimat, war jedoch dazu gezwungen gewesen, weil der Ernährer nun im deutschen Gefängnis saß.

Es war eine tragische Sache gewesen, aber auch eine gute. Denn es hatte sie und Gerold zusammengebracht. Freilich war es nicht die große Leidenschaft mit ihnen, so wie das damals bei ihr und Heinz gewesen war. Aber sie waren schließlich keine zwanzig mehr. Ihre Beziehung war eine reifere.

Gerold kümmerte sich liebevoll um sie und um alles in ihrem gemeinsamen Leben. Dafür war sie emotional für ihn da, wenn er wieder mal Ärger in der Firma hatte und moralisch aufgebaut werden musste. Und das war oft der Fall. Irgendetwas schien ihn zu quälen. Aber das war bei Männern vielfach so, dass man nie genau wusste, was es war. Sie brauchten eben diese ständige Zusprache. Das kannte sie noch von ihrem ersten Mann.

Darin war sie auch gut. Sie stickte dann mit gesenktem Kopf vor sich hin und sprach ihm Mut zu, sagte, dass er schon alles richtig mache und dass er sich nicht beirren lassen sollte. Danach ging es dann immer eine Weile wieder besser. Gerold und sie waren ein gutes Gespann, beinahe so wie sie und Heinz es gewesen waren. Manchmal ertappte sie sich sogar dabei, ihn fast mit diesem Namen anzusprechen.

Der Chorleiter klopfte mit seinem Stab auf das Pult. Der Gesang brach jäh ab.

„Das muss sanfter kommen!", rügte er die Sopranfrauen und sah Esther dabei besonders direkt an. „Meine Damen, Sie sind hier nur die Untermalung! Wenn der Tenor einsetzt, bauen Sie ihm quasi die Brücke und treten in den Hintergrund. Nochmal …"

Er hob seine Arme mit dem Dirigentenstab, schaute in die Runde und gab dann ein deutliches Zeichen in Richtung des Tenors.

Gerold schmetterte los.

Er hatte eine tragende Stimme, wenn es auch nie zu mehr als zu einem Auftritt im Kirchenchor gereicht hatte. Doch diese Rolle füllte er gut aus. Er hatte nie wirklich unter heftigem Stimmbruch gelitten, war direkt vom Knaben- in den Erwachsenenchor gewechselt. Die andauernde Übung hatte seine Stimme geschult, bis er eines Tages sogar als Solosänger manche Stücke singen konnte.

Die Gesangsgruppe litt chronisch unter Mitgliedermangel. Die protestantische Gemeinde der Gläubigen war nicht zahlreich. Die Gegend war katholisch geprägt. Deshalb hatte man Esther, die wegen ihrer zweiten Verehelichung von diesem Glauben zum evangelischen konvertiert war, mit offenen Armen aufgenommen. Ihre Stimme war zwar nicht gerade die einer hellen Glocke, aber als Hintergrund ganz brauchbar.

Gerold musste sich eingestehen, dass seine Frau Esther nicht der große Wurf war, jedenfalls als Sängerin. Diese Formulierung hatte Gerold einmal als eine Bemerkung in der Firma aufgeschnappt. Seine ehemaligen Kollegen aus der Vertriebsabteilung machten über ihn und seine Frau öfters Bemerkungen, wenn nicht sogar Witze. Hinter seinem Rücken natürlich. Reden hinter dem Rücken anderer haben es jedoch zur Angewohnheit, dem Betroffenen hin und wieder zu Ohren zu kommen.

Er redete sich ein, dass es ihm gleichgültig war. Seit man ihn aus der Vertriebs-Abteilung in die Reklamation versetzt hatte - seine Umsatzzahlen waren nach dem Vorfall immer weiter gesunken - hatte er nur noch selten mit ihnen zu tun. Und wenn, dann sowieso immer mit unangenehmen Dingen, die eine Reklamation eben mit sich brachte. Der Ton war damit meist ohnehin wenig freundlich.

Seit dem Ereignis mit der Messerstecherei hatte er den Umgang mit seinen Kollegen zusehends gemieden. Er hatte ihre abfälligen Bemerkungen über die Feigheit der Umstehenden nicht länger ertragen. Besonders die Widersprüchlichkeit, mit der sie im nächsten Satz die Sache als dann doch als nicht so tragisch abgetan, es der Hitzblütigkeit der ausländischen Kultur angelastet hatten. Aber sie hatten sich auf das Thema eingeschossen, es selbst nach Wochen immer wieder ans Licht gezerrt.

Richtig schlimm war es mit seiner Spendensammlung geworden, die er nach ein paar Wochen für die betroffene Familie organisiert hatte. Er hatte gehofft, sich danach etwas besser zu fühlen, sich entschuldet zu erfahren, aber das Gegenteil war der Fall gewesen. Seine Kollegen hatten ihn mit ihren Aussagen derart provoziert, dass er ihnen von diesem Tag an aus dem Weg zu gehen versucht hatte. Und je mehr er sich zurückgezogen hatte, umso mehr hatten sie ihn belagert.

Er hatte begonnen, den Verdacht zu hegen, dass sie es mit einer gewissen Absicht getan hatten. Sie hatten wohlmöglich auf irgendeine Weise von seiner verachtungswürdigen Rolle dabei erfahren und ihn so aus der Reserve locken wollen. Er hatte sich eingeredet, dass sie es ihm zutiefst verübelten. Nicht seine Feigheit, nicht eingeschritten zu sein - immerhin waren es heißblütige Ausländer gewesen. Nein, vielmehr seine Feigheit, es ihnen nicht erzählt zu haben.

Es war also egal, was sie über ihn und seine, um so viele Jahre ältere Frau, dachten. Er schätzte Esther, weil sie ihn brauchte. Und das war es doch, worauf es in erster Linie für einen Mann ankam. Die jungen Dinger waren nie sein Fall gewesen, denn was die von ihm gewollt hatten, hatte er ihnen nicht geben können, auch nicht wollen. Dieses Gefühl saß tief in ihm, seit seiner Zeit im Waisenhaus. Das hatte sich nie geändert.

Esther war eine reife Frau, die ihm das gab, was er bei einer Frau immer gesucht hatte: Nestwärme, Nähe und Geborgenheit. Und das, ohne ihn als Mann zu demütigen. Sie ließ ihm seine Rolle, forderte nichts Unmögliches von ihm, machte es aber täglich deutlich, dass sie ohne ihn lebensunfähig wäre. Manchmal fragte er sich, wie sie ohne Ehemann überhaupt die drei Jahre als Witwe überlebt hatte. Letztendlich führten sie ein ganz zufriedenes Leben.

Mit diesen Gedanken ballte er die Faust und schmetterte sein Tremolo in ihre Richtung.

Sie warf einen nach Beifall haschenden Blick zur Seite auf ihre Mitsänger und lächelte stolz.

***

Ihre neue Kollegin, eine schüchterne junge Frau, die frisch von der Schule in der Exportabteilung angefangen hatte, war schon nach Hause gegangen.

Doris zählte übelgelaunt die Münzen ab, indem sie sie, eine nach der anderen, von der Tischplatte in ihre Hand streifte. Sie kippte sie zurück in eine Dose und notierte die Summe in ihr Kassenbuch. Es fehlte noch immer ein wesentlicher Betrag. Sie würde wieder die Runde machen müssen und das Geld eintreiben. Wie widerwärtig!

Vielleicht konnte sie versuchen, diese Aufgabe an die Neue abzugeben? Doch das hatte Zeit bis nächste Woche. Sie sperrte die Kaffeekasse weg und räumte ihren Schreibtisch zusammen.

Doch widerwärtig war nicht nur das. Seit Wochen lief sie mit einem griesgrämigen Gesicht durch die Welt. Sie hatte große Mühe, ihre täglichen Aufgaben in der Firma zu erledigen und zu Hause in ihrer Wohnung sah es mittlerweile aus, als hätten die Hottentotten Einzug gehalten. Es war ein Ausdruck, den ihre Großmutter immer für diesen Zustand der Unordnung verwendet hatte, den Doris normalerweise selbst nicht mochte, dem sie in letzter Zeit aber nicht mehr Herr wurde.

Seit der rauschenden Liebesnacht, in der sie sich Hals über Kopf in diesen Mann verliebt hatte, war es nach einer anfänglichen Euphorie mit ihrer Laune steil abwärts gegangen. Am Tag danach war sie zunächst geradezu berauscht gewesen, war mit gewaltiger Freude und einem Strahlen im Gesicht in die Firma gekommen, sodass alle Kollegen ihr den lieben langen Tag Komplimente gemacht hatten.

Doch dann war kein Anruf mehr eingegangen. Sie hatte ihn ersehnt wie ein junges Mädchen die erste Liebe. Aber nach wenigen Tagen hatte sie begonnen zu verstehen, dass es dafür keinen Anlass gab. Wohl hätte sie ihn ausfindig machen und selbst Kontakt aufnehmen können, aber sie war erfahren genug, um zu wissen, dass das keinen Sinn hatte.

Es war nicht das erste Mal, dass ihr so etwas widerfuhr. Sie kannte die Antwort. Sie musste sie nicht hören. Sie hatte sich die faulen Ausreden schlicht ersparen müssen. Sie hatte dieses miese Verhalten der Männer früher schon verarbeitet, sie würde es auch diesmal schaffen.

Doch diesmal war etwas anders. Nie zuvor hatte sie bei den Männern vor ihm in deren Augen gesehen, was sie bei ihm zu sehen geglaubt hatte: Liebe.

Zumindest tiefe, echte Zuneigung. Es war das, was die Sache dieses Mal so verdammt schwer verdaulich machte. Mit ihrem Gemütszustand verhielt es sich jetzt wie mit altem Leder: Je mehr man an einer Stelle kratzte, umso dünner wurde die Haut.

„Fräulein Schmid?“

Ihr Chef steckte den Kopf durch die Tür und als er sie im Gehen begriffen sah, kam er schnell ganz herein. Er hielt eine große Schachtel mit einer enormen weißen Schleife in der Hand.

„Würden Sie mir wohl einen Gefallen tun“, fing er an und machte einen Schritt auf sie zu. Zwar war sein Satz wie eine

Bitte formuliert, jedoch ließ der Ton keinen Zweifel zu, dass es eine freundlich verpackte Anordnung war.

Doris ergriff ihre Handtasche und ihren Schirm, denn in diesen Tagen hatte es immer nach Regen ausgesehen. Sie wendete sich demonstrativ von ihrem Schreibtisch ab.

„Ich weiß, morgen ist Samstag. Aber Sie gehen doch bestimmt in die Stadt ein paar Besorgungen machen, nicht wahr?“, redete ihr Vorgesetzter weiter, und fuhr in seiner Rede fort, ohne auf Antwort zu warten.

„Sie sind doch so nett und geben dieses Geschenk bei der Kirche ab? Die Tochter eines wichtigen Geschäftspartners heiratet morgen, Sie wissen schon, die von Herrn …“, er sagte einen Namen, den Doris noch nie zuvor gehört hatte. „Die Firma muss sich erkenntlich zeigen. Muss. Ich habe es natürlich schicken wollen, aber ich habe es vergessen. Sie wissen ja selbst, was diese Woche los war.“

Er reichte ihr das Paket mit ausgestreckten Armen hin.

„Es ist wichtig“, fügte er hinzu.

Doris zögerte einen Augenblick, nahm das Geschenk aber entgegen. Das Papier kleidete die Schachtel in ein einziges Schimmern an aufgedruckten Rosen, weiß, golden und cremefarben.

Wieder sprach ihr Vorgesetzter, bevor sie etwas sagen konnte: „Sie können die Zeit natürlich aufschreiben. So lange dauert das ja nicht.“

„Aber … wäre es nicht besser, es im Restaurant der Feier oder bei der privaten Adresse abzugeben?“

Es erschien ihr wahrlich mehr als merkwürdig, ein offizielles Geschenk vor der Kirche zu überreichen.

„Sicher, sicher“, nickte ihr Gegenüber, schnalzte wie aus Zustimmung, jedoch ungeduldig mit der Zunge, „aber ich muss gestehen, dass wir die Einladung nicht mehr finden. Das Mädchen (damit meinte er die neue Kollegin, er nannte sie immer so) hat sie weggeworfen. Wir wissen also nicht, wo die Feierlichkeiten stattfinden werden. Sie erinnert sich nur noch daran, dass die Trauung in der Peterskirche sein soll. Das ist doch peinlich! Höchst peinlich! Je unauffälliger wir das handhaben, umso besser. Nur keinen Staub aufwirbeln. Der Kontakt ist außerordentlich wichtig! Sie verstehen schon."

Damit wendete er sich ab, winkte ihr ein „schönes Wochenende!" zu und verschwand durch die Tür.

Doris stand eine Weile mitten im Büro, mit ihrem Mantel und Schirm über den Arm und dem Geschenk in beiden Händen.

Eigentlich hatte sie für den Samstagmorgen geplant gehabt, endlich ihre Wohnung wieder auf Vordermann zu bringen.

***

Es verschlug ihm die Sprache. So hatte er sie noch nie gesehen!

Ein enganliegendes, ja körperbetontes Kleid, freie Schultern über einer Brust, die größer war als gewöhnlich, die noch immer schlanke Taille, hochgestecktes Haar, geschminkt wie eine Filmdiva, alles sehr vorteilhaft arrangiert. Sie bewegte sich mit dem Rauschen von Seide auf ihn zu und lächelte.

Kathi hatte schnell heiraten wollen, bevor ihr Bauch für solch ein Outfit zu dick geworden wäre. Sie hatte damit recht gehabt. Sie sah in der Tat hinreißend aus. Seine spalierstehenden Freunde würden Augen machen! Das war ein Trost.

Es war sein Hochzeitstag, er hatte es so entschieden. Er war es Kathi schuldig. Er konnte sie mit dem Kind nicht alleine lassen. Dem Kind, seinem Kind. Das war noch immer ein so abstrakter Begriff, selbst nach zwei Monaten. Doch, er war es ihr schuldig. Er war ein ehrlicher Mensch.

Und dennoch. Bis zu diesem Moment, da er Kathi in diesem Kleid vor sich stehen sah, hatte er immer wieder das Bild der Göttin vor Augen gehabt. Es wollte sich einfach nicht vertreiben lassen! Nicht von seinem harten Entschluss zu diesem Schritt, nicht von der Tatsache, dass er das Arschloch abgegeben hatte, dass er sie nie wieder angerufen hatte, und auch nicht von den Umständen, die ihn an diesem Tag zu einem Ehemann machen würden.

Nur jetzt, da er Kathi in so weiblicher Schönheit erblüht vor sich stehen sah, kehrte ein wenig Frieden in seine Seele. Doch, sie war auch eine Frau dieser Kategorie „Super-Weib".

Er lächelte ihr mit ausgebreiteten Armen und einem „Wunderschön!" entgegen. Und in diesem Moment meinte er es sogar aus ganzen Herzen.

***

Die Trauung verlief nach Plan. Bis auf die Tatsache, dass sich an diesem Morgen der Himmel grau und zunehmend düster zeigte, war alles genau so, wie es vorher besprochen war. Die beiden Familien saßen jeweils links und rechts in den Bänken, Freunde hinten in der in nüchternem Stil gehaltenen protestantischen Kirche.

Das Brautpaar ging gediegenen Schrittes durch die Mitte zum Altar, genau so langsam, dass der Kirchenchor das erste Lied beendete, bis sie vorne ankamen und sich setzten. Auch durch die Zeremonie hindurch trugen die Stimmen oben auf den Chor die Feierlichkeit des Anlasses, bis das Paar sich das Ja-Wort gab. Zum Auszug der Frischvermählten aus der Kirche war der Chor bereits vorher hinausgehuscht.

Er empfing das Brautpaar vor dem Portal mit schmetterndem Jubelgesang, während die Freunde, die ebenfalls vorher hinausgedrängt waren, Mengen an Reis über beide warfen. Manche warfen auch Rosenblätter.

Es entstand ein Wirbel aus Lachen und Rufen und Jubeln. Hinter den beiden Frischvermählten drangen nach und nach auch die Gäste aus der Kirche und mischten sich in das allgemeine Tohuwabohu. Erste Gratulanten reihten sich auf, um offizielle Glückwünsche loszuwerden.

Ohne sich zu kennen, ordneten sich Susanne, Trude und Wolfgang hinter der Frau mit dem großen Geschenk in den Händen ein. Die meisten Gäste waren sich fremd. Ihre gegenseitige Bekanntschaft würde erst später auf der Feier stattfinden, wo die Familien sich für gewöhnlich begegnen. Der Chor stand nun hinter dem Paar und ließ die letzten Töne ausklingen. Sie würden nach Familie und Freunden gratulieren, deshalb blieben sie stehen wie eine Mauer.

Es geschah in diesem Augenblick:

Die aschblonde Frau mit Augenbrauen so hell, dass man meinte, sie hätte keine, überreichte das Geschenk mit Worten, die niemand verstand, weil der Himmel just in diesem Moment ein Donnern verlauten ließ.

Der Bräutigam verfiel in eine Starre und fixierte die Frau vor ihm, als sehe er einen Geist. Die Blonde ließ das Geschenk fallen.

Die beiden Frauen hinter der Fremden und der Solosänger des Chors bückten sich gleichzeitig, um es aufzuheben, weil die Person selbst keine Anstalten dazu machte. Der Solosänger schaute dabei direkt in die Augen einer Frau, die er zu kennen glaubte. Er versuchte sich zu erinnern. Beide hielten einen Moment inne, die Hände am Geschenk und sahen sich mit dem Ausdruck von Perplexität an.

Gerold zog die Hände zurück als hätte sich das Paket in glühendes Eisen verwandelt. Er musste an diesen Autor denken, der vor kurzem gestorben war und er wusste nicht warum.

Trude erhob sich mit dem Geschenk in den Händen, guckte auf Wolfgang, dann wieder auf diesen Mann zu ihren Füßen. Wieso musste sie jetzt an den toten Schriftsteller denken?

Die Braut hielt sich mit einem spitzen Schrei schützend die Hand über ihr Haar und duckte ihr Haupt zwischen ihre nackten Schultern, weil der aufkommende Wind ihre Frisur zu zerstören drohte. Jemand reichte ihr ein Jäckchen, das offensichtlich zu dem Brautkleid gehörte, das sie aber aus irgendeinem Grunde nicht getragen hatte, obwohl die Witterung dazu geraten hätte.

Dieser Vorgang schien die Fremde, die sich noch immer nicht um ihr Geschenk sorgte, dazu zu animieren, ihren roten Schirm mit einem Knopfdruck aufspringen zu lassen und ihn der Braut zu reichen.

„Hier!", hörte man sie sagen, „nehmen Sie!"

Dabei schaute sie aber den Bräutigam an, als wäre die Botschaft für ihn bestimmt.

Der stand noch immer regungslos da, blinzelte nicht einmal. Allmählich begann man, die Situation allgemein zu bemerken, weil die plötzliche Starre die heiteren Hochzeitsglückwünsche unterbrach. Die Stimmen verstummten.

Nur das Wetter schien davon nichts wissen zu wollen. Schon fielen erste Tropfen.

Die Braut ergriff dankbar den ihr gereichten Schirm. Sie lächelte die Unbekannte sogar an, als vier Stimmen, wie in einem einstudierten Gleichklang, der den Chor vor Neid erblassen hätte lassen können, gleichzeitig dieselben Worte ausriefen:

„Mein Schirm!"

Alle Welt schaute nun auf den roten Schirm, der das Haupt der Braut schützte. Auch diese wendete ihre Augen nach oben und drehte instinktiv den Schirm zur Seite, um das anvisierte Objekt der allgemeinen Aufmerksamkeit ebenfalls zu betrachten.

Eine plötzliche Windböe fuhr in die Gruppe. Er riss der Braut, die mehr mit dem Schutz ihrer Frisur beschäftigt war, den Schirm aus der Hand. Wie von Geisterhand flog er in hohem Bogen wie das rote Segel des Fliegenden Holländers in den Himmel, direkt in die Krone eines alten Kastanienbaumes. Da blieb er hängen.

Der Bräutigam schaute ihm mit beispiellos dummem Gesichtsausdruck hinterher. Ebenso taten es die vier Rufenden und die blonde Besitzerin.

Einen Moment lang blieb die Zeit stehen.

Die Braut war die Einzige, die sich davon nicht beirren ließ. Angesichts des verlorenen Schutzes zog sie kurzerhand mit beiden Händen das Jäckchen über ihr Haar, raffte ihr Kleid mit einer Hand zusammen und begann zu rennen. Sie ließ ihren Mann einfach stehen.

Dann stoben sämtliche Gäste in alle Richtungen auseinander wie eine Schar Hühner, in die der Fuchs gerät. Ein Platzregen stürzte hernieder. Sie hasteten mit Jacken über den Köpfen und suchten Schutz wo immer der auch zu finden war.

Zwei Frauen hatten dieselbe Idee gehabt, unter dem großen Kastanienbaum zunächst vor dem Regen sicher zu sein.

Beide schauten zuerst nach oben in die Krone des Baumes, wo der Schirm sich hartnäckig hielt, dann sich gegenseitig an.

„Der ist wohl weg!", sagten sie wie aus einem Munde und beide bestätigten es nochmals ebenso gleichzeitig.

„Ja."

Sie lachten.

Sie lachten sich an.

Ein Blitzschlag traf beide Frauen, gleichzeitig. Aber einer von der guten Sorte.

„Ich heiße Doris."

„Susanne.“

Sie reichten sich die Hand, ohne die Augen von einander zu lassen. Während die anderen Gäste in Autos oder Gebäuden verschwanden, standen die beiden Frauen im Wirbel des Wetters, als könne ihnen dieses nichts anhaben.

„Gehen wir einen heißen Tee trinken?“

Sie sagten es wieder beide gleichzeitig, beide Tee, nicht Kaffee.

„Wir werden nass werden“, sagte Doris.

„Und wie!“, nickte Susanne und wunderte sich über ihre eigene Gewagtheit. Noch nie war sie jemals ohne Schutz bewusst in so ein Wetter gelaufen.

**Märchenwelt der
Transaktionsanalyse**
Psychologische Märchen und
Erzählungen für Erwachsene zur
Entwicklung der Persönlichkeit
ISBN: 978-3743163195

Spiele der Tiere

Fabeln für Erwachsene zur
Spiele-Theorie der
Transaktionsanalyse
ISBN: 978-3753435374

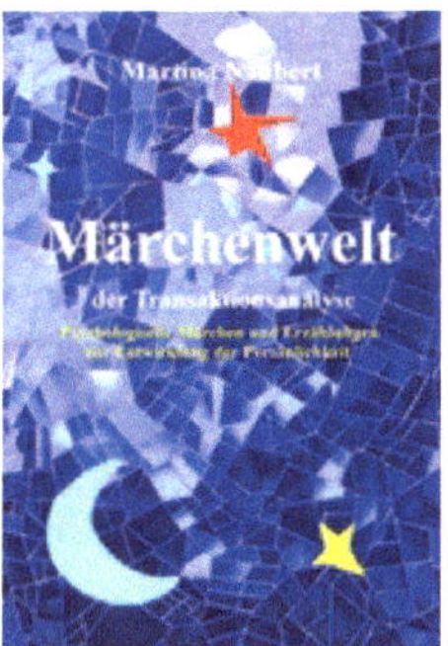

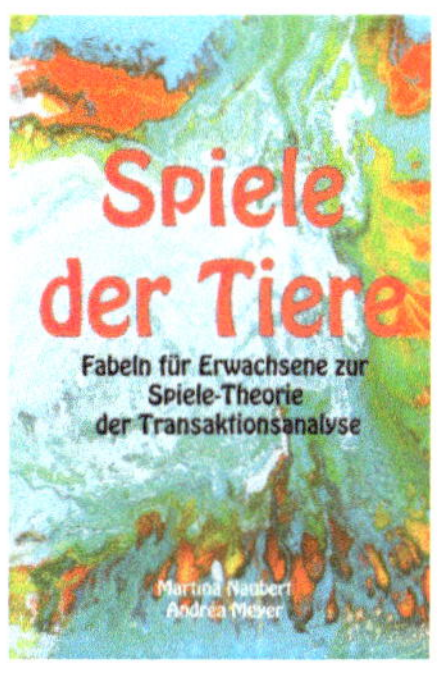

Diese Sammlung neuer Märchen in traditionellem Stil ist für alle Erwachsenen, die die Entwicklung der Persönlichkeit als einen nie abgeschlossenen Prozess betrachten. Die unterhaltenden Erzählungen basieren auf der Lehre der Transaktionsanalyse (TA) und vermitteln eine Botschaft, die der Leser auch ohne Kenntnisse der TA auf sich wirken lässt. Jede Geschichte ist in sich abgeschlossen. Doch sie fügen sich zu einem großen Gesamtbild zusammen, da sie in einem Königreich spielen und die verschiedenen Figuren in den Märchen immer wieder auftauchen. Die Erzählungen brechen auf sanfte Weise mit traditionellen Rollenvorbildern, ohne die Faszination der historischen Figuren zu verlieren.

„Spiele der Tiere" ist eine Sammlung neuer Fabeln für Erwachsene nach der Spiele-Theorie der Transaktionsanalyse (TA). Die Geschichten sind leicht verständlich, kurz und in traditionellem Stil gehalten. Die Erzählungen behandeln ausschließlich das Thema der psychologischen Spiele nach Eric Berne (teilweise auch Gefühlsmaschen). Die Fabeln erzählen anschaulich und verständlich verschiedene Beispiele von typischen Maschen und Spielen Erwachsener, deren vorhersehbares, ungutes Ende, und auch, wie man aus dieser Dynamik aussteigen kann. Sie vermitteln auf diesem Wege eine Botschaft, die der Leser auch ohne Vorkenntnisse der TA auf sich wirken lassen kann.

Massimiliano
Dolce Vita auf leisen Pfoten

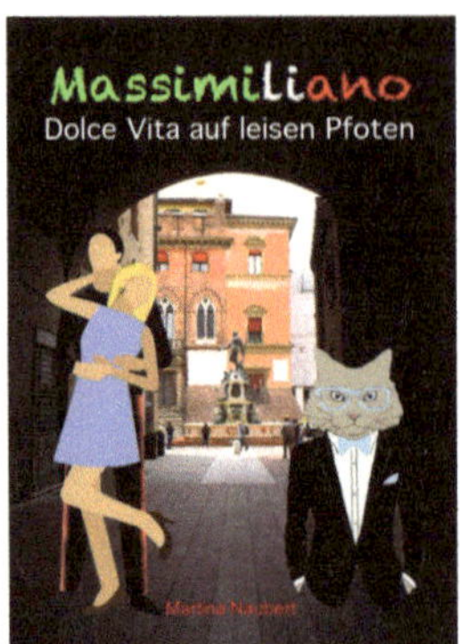

Illustrierte Ausgabe
ISBN-10: 3748166931
ISBN-13: 978-3748166931

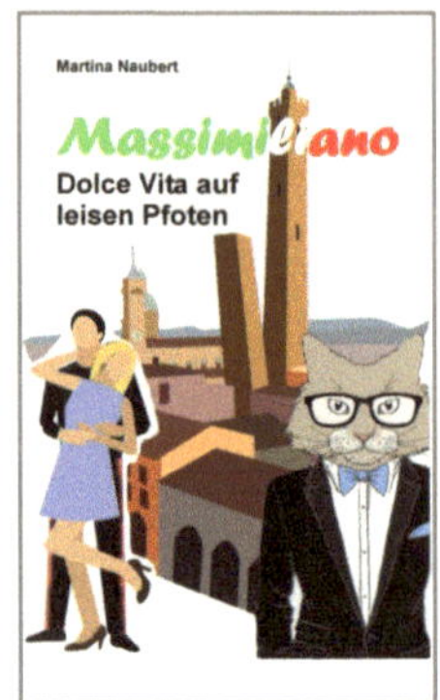

Taschenbuch
ISBN-10: 1549894935
ISBN-13: 978-1549894930

Es scheint ein eigenwilliger, aber liebenswerter Kater zu sein, der sein neues Zuhause bei der deutschen Lisa sucht, die für ihre Firma drei Jahre in Italien arbeiten wird. Doch während die junge Frau nach ihrer Ankunft mit den ersten praktischen und kulturellen Unterschieden zu kämpfen hat, entpuppt sich das kluge Tier als römischer Hausgeist in Designeranzug und Sonnenbrille. Massimiliano verfolgt, ganz Kater, seine eigenen Ziele und setzt dabei, ganz Hausgeist, seine über zweitausend Jahre entwickelten Fähigkeiten geschickt ein, um Lisas Liebesleben nach seinem Gusto zu gestalten. Eine humorvolle Liebeskomödie in Italien mit spritzigen Dialogen über kulturelle Missverständnisse, in welcher ein eleganter Hausgeist als Kater im Designeranzug herumspukt.

Massimiliano
Verliebt in Bella Italia

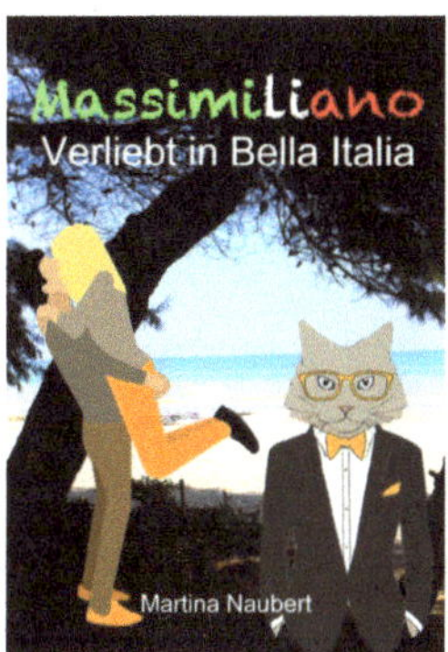

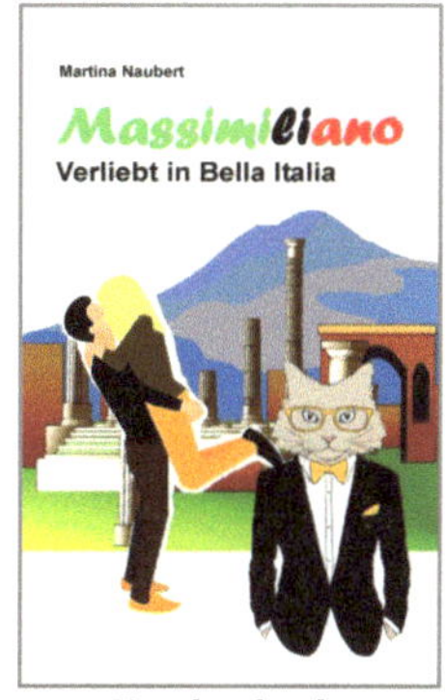

Illustrierte Ausgabe
ISBN-10: 3748192924
ISBN-13: 978-3748192923

Taschenbuch
ISBN-10: 1983344311
ISBN-13: 978-1983344312

Die bis über beide Ohren verliebte deutsche Lisa ist mit ihrem neuen Leben und ihrer neuen Liebe in Bologna überglücklich, als eine geheimnisvolle Nachricht sie in den Süden des Landes in das einst durch den Vulkanausbruch verschüttete Pompeji lockt. Während sich dort die Ereignisse überstürzen und Lisa und der charmante *Carabiniere* Marco mit kulturellen Unterschieden in ihrer deutsch-italienischen Beziehung kämpfen, spinnt der *geist*reiche Kater Massimiliano seine Fäden, um die beiden in seine ganz eigenen Pläne zu verwickeln. Eine humorvolle Beziehungskomödie in Italien mit spritzigen Dialogen, in welcher ein eleganter Hausgeist als Kater in Designeranzug herumspukt.

Massimiliano
Rezept für Liebe piccante

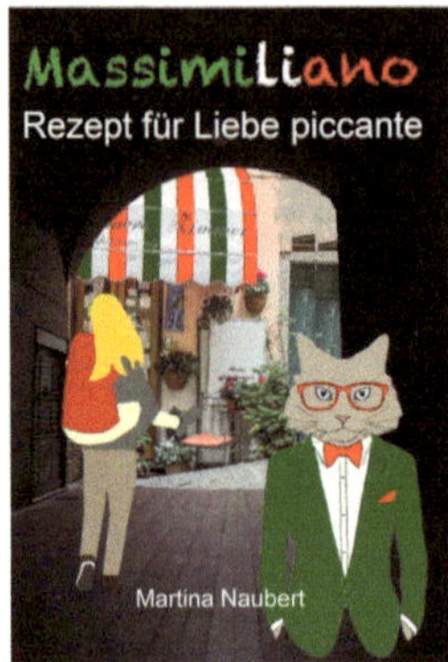

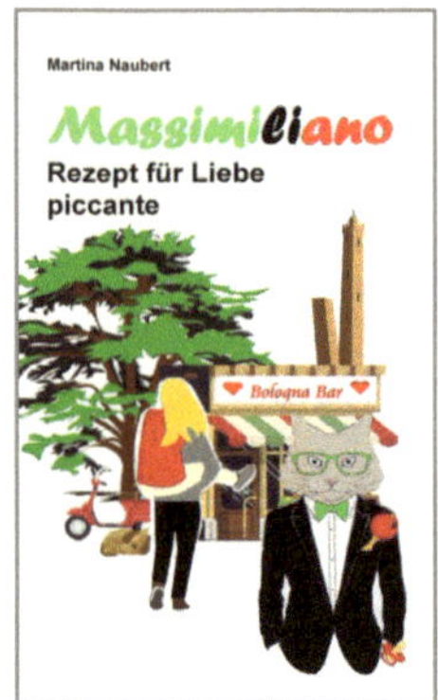

Illustrierte Ausgabe
ISBN-10: 3749478368
ISBN-13: 978-3749478361

Taschenbuch
ISBN: 9781796650327

Endlich darf die deutsche Lisa nach dreimonatiger Trennung ihren italienischen Traummann wieder in die Arme schließen. Doch das verliebte Paar kann seine Frühlingsgefühle in Bologna kaum genießen. Eine Überraschung nach der anderen stürmt auf die beiden von deutscher und italienischer Seite ein. Selbst der *geist*reiche Kater Massimiliano kann dem Treiben nicht entkommen, obwohl er selbst gehörigen Anteil an manchem Durcheinander hat. Die frische Liebe wird ernsthaft auf die Probe gestellt. Eine humorvolle Beziehungskomödie in Italien mit spritzigen Dialogen, in welcher ein eleganter Hausgeist als Kater in Designeranzug herumspukt.

Massimiliano -
Geheime Rezepte

Alltagstaugliche Kochanleitungen
aus der Feder eines über 2000Jahre alten Chefkochs
aus Italien
ISBN: 978-3754300930

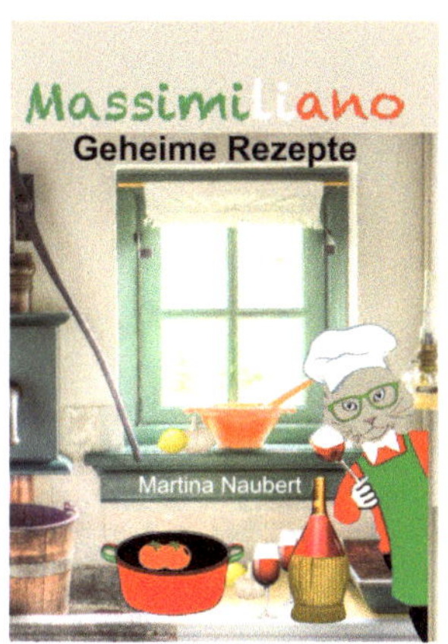

Für den Fall, dass du mich noch nicht kennen solltest: Ich heiße Massimiliano und bin ein 2000Jahre alter Penato, ein sehr alter, römischer Hausgeist sozusagen. Nun gut, ich sehe aus wie ein Kater, aber das zu erklären führt hier zu weit. Als Penato verantwortlich für alles, was meine Familie nährt - so will es die Tradition - ist es nicht weiter verwunderlich, dass ich mich zu einem großen Koch entwickelt habe. Ich will mich nicht rühmen, aber die Jahre der Erfahrung lügen nicht. Meine Rezepte sind mediterran, außerordentlich lecker, gesund und vor allen Dingen einfach zuzubereiten. Manche mögen dir auf den ersten Blick aufwändig erscheinen, aber du wirst sehen, wenn du sie einmal zubereitet hast, sind sie durchaus für den Alltag geeignet. Du wirst jedenfalls immer Lob einheimsen, das kann ich dir garantieren. Aber nicht weitersagen! Das muss unter uns bleiben.

Hier ist also mein alltagstaugliches Kochbuch aus Italien mit kombinierbaren, schmackhaften Rezepten für dein ganz persönliches Menu, und dabei auch noch unterhaltend zu lesen. 2000 Jahre Erfahrung.